温病纵横谈（五）

主编　谷晓红

中国中医药出版社

·北京·

图书在版编目（CIP）数据

温病纵横谈 . 五 / 谷晓红主编 . — 北京 : 中国中
医药出版社 , 2021.6
ISBN 978 - 7 - 5132 - 6993 - 3

Ⅰ.①温…　Ⅱ.①谷…　Ⅲ.①温病学说—研究　Ⅳ.
① R254.2

中国版本图书馆 CIP 数据核字（2021）第 093534 号

中国中医药出版社出版

北京经济技术开发区科创十三街 31 号院二区 8 号楼
邮政编码　100176
传真　010-64405721
河北省武强县画业有限责任公司印刷
各地新华书店经销

开本 880×1230　1/32　印张 5.5　字数 101 千字
2021 年 6 月第 1 版　2021 年 6 月第 1 次印刷
书号　ISBN 978 - 7 - 5132 - 6993 - 3

定价　29.00 元
网址　www.cptcm.com

社 长 热 线　010-64405720
购 书 热 线　010-89535836
维 权 打 假　010-64405753

微信服务号　zgzyycbs
微商城网址　https://kdt.im/LIdUGr
官 方 微 博　http://e.weibo.com/cptcm
天猫旗舰店网址　https://zgzyycbs.tmall.com

如有印装质量问题请与本社出版部联系（010-64405510）
版权专有　侵权必究

前言

　　温病学属中医临床基础学科，是中医学专业的主干课程之一。温病学理论及其独特的治疗方法是中医临床学科的基础，历来被认为是学习中医学的必修课程。温病学的辨证思路不仅对治疗感染性、传染性疾病有重要的指导作用，在内科、外科、妇科、儿科等各科疾病的诊疗过程中亦有较广泛应用。

　　2019 年 12 月 7～8 日，由中华中医药学会主办，中华中医药学会感染病分会、北京中医药大学共同承办的"中华中医药学会感染病分会 2019 年学术年会暨换届选举会议"在北京召开，来自全国温病学、感染病学、传染病学、临床相关学科、科研方法学、药学等多学科专家学者 500 余人参加了会议。多位著名温病学家和学者，将温病辨治学术思想及临床研究成果倾囊相授。2020年新冠疫情期间，由中华中医药学会感染病分会主办的"战疫肩并肩"项目，通过网络学术平台学习交流，让更多医生、患者学习了解了温病、新冠传染病的相关知识。

本辑收录了"中华中医药学会感染病分会2019年学术年会"中8位专家及"战疫肩并肩"项目中4位专家的讲座精彩内容，分上篇理论探讨与下篇临床研究两部分，文字尽量贴近讲座原貌，以期给予更多中医学子及中医爱好者以温病学习上的指导，给予长期从事临床工作的医生更多启迪与思考。

本书在编写过程中，得到了许多研究生的大力支持，在此表示衷心谢意，也恳请读者给我们提出更多宝贵意见，以便再版时修订提高。

《温病纵横谈（五）》编委会

目　录

上　篇　理论探讨

从瘟疫学理论认识新冠肺炎 ｜037
冯全生

生命复杂流体与生命医学模式 ｜055
韩　东

下 篇 临床研究

病毒性疾病的温病病因、辨证与治疗 | 113
张思超

疟病临床再思考 | 131
张思超

从化湿败毒方探究新型冠状病毒肺炎用药思路 | 141
赵岩松

中医药临床研究设计及选题思路 ┃ 151
刘建平

上 篇

理论探讨

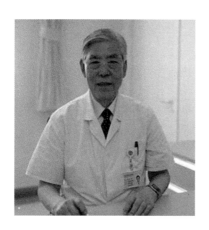

从传承与创新谈中医治疗感染性疾病的优势

晁恩祥

晁恩祥，国医大师，首都国医名师，中日友好医院中医内科首席专家，主任医师，教授，博士研究生及博士后导师。

首届北京中医学院毕业生。从医60余年，创新中医"风邪"理论，指导研发"苏黄止咳胶囊"，并荣获"2015年度中国药学发展奖创新药物奖突出成就奖"。积极参加了非典、甲流等传染病的中医药防治，参与制订非典、甲流等传染病诊疗方案，2009年获"首都中医药防治甲流科技攻关奖"。

各位同道，各位领导，各位专家，大家好！

今天有机会跟感染病分会的同仁交流想法，很高兴。这么多年我参加了很多感染病防治方面的工作，如非典、甲流、禽流感等，并且参与制订了一些全国性的指南、方案、意见。在以前参加的这些工作中，临床方面的多些，今天到场的学校人员多一点。谷晓红教授讲，这次更强调在临床方面要互相交流、沟通。中医必须与临床联系，不管哪一个学科，研究方剂应该懂得临床，研究药学也应该懂得临床，临床是中医研究的基础。中医过去没有实验室，包括传染病在内，各种知识都是在临床当中观察出来的。例如，牛痘疫苗是英国制作的，人痘[1]呢？你们这个年龄没有人种过吧。中医在防治传染病、温病、热病都有一定的基础，这些经验来自临床，故而结合临床很重要。"加强多学科沟通"，从药

[1]

人痘接种法：取天花患者痘痂制浆接种于健康儿童，使之产生免疫力，以预防天花的方法。首见于宋元时代，至明清时已广泛应用，其间历经各代医家的不断实践和改进，成为我国预防天花的主要方法。有痘衣法、痘浆法、旱苗法、水苗法。并逐步从"时苗"改为"熟苗"，以减低痘苗的毒性，使人痘接种法日趋完善。此法以后传播国外，首先传至俄国、日本和朝鲜，后再传至北欧和英国各地，直到1796年，英国人琴纳试种牛痘成功，才逐渐被牛痘法所取代。

物学上、现代研究方面进行结合也是可以的，所以这次的会议很有实践意义。

前两天出现几个鼠疫病例，转到地坛医院，说明现今社会传染病还是有的，虽然天花已经消失，但是还有新的传染性疾病出现。突发事件中的疾病大都是传染病，因此我们应该参与到临床防治中去。我们抗击非典和甲流的时候，都是以临床研究为主，基础方面就是做实验研究，把实验跟临床结合起来，多学科考虑是很好的，很正确的。

今天，我准备了一个题目——"从传承与创新谈中医在感染性疾病的优势"。中医在一些领域还是有优势的，有些疾病，特别是感染性疾病，在发生以后中医就可以拿出治疗的意见，而西医则要明确病原体是病毒、细菌后才能弄清楚疾病过程，这样的话会花费大量时间。有时弄清楚了，但也没有针对性治疗，只是对症治疗。中医是有优势的，我说的优势是从整体来看，从临床来看，从灵活性来看。

——

一、中医药学的产生与发展

中医药学产生于几千年前，在其发展过程中积累了丰富的经验，这就是习主席讲的"继承"。中医需要传承，这是历代都要进行的。其中具有代表性的著作，除四部经典外，后世还有很多。

1. 春秋战国和两汉时期产生的四部经典

总体来说，春秋战国是战乱的时期，但是科学、医学、哲学思想特别兴盛、发达。《难经》和《神农本草经》产生在战国之后的西汉时代，张仲景所著的《伤寒杂病论》产生在东汉时代，这正是中国哲学思想、科学观点最兴旺的时代。这些著作到现在还很有意义，它们不仅是科学的，而且在临床上指导性很强，两三千年以后，大家还能学习、应用并且发展，所以继承很重要。

其实，中医最开始的时候并不是人人都能接受的。最早被人们接受的是跳大神的巫师。据文献记载，两千年前巫霸占了医的地位，到战国时期中医开始有理论、临床、药物等知识的汇总以及名医的出现，形成了对疑难问题的讨论，于是产生医巫对抗的局面，最终医战胜了巫。

《黄帝内经》是最早的一部中医经典，现在读起来还是很有味道的，以前我会整段整段地读，有时也会翻书找一些相关的临床资料作参考。非典的时候我翻来覆去地读《温病条辨》《温热论》。这就是传承。一些研究者依据书中所言，提炼出东西来而被承认，最典型的是屠呦呦的"诺奖"，她就是翻阅古籍时受到的启发。晋代的书籍距今已有一千六百多年，很多书籍中均有关于疟疾的记载，且记载不一，这对她有很大的启发，最终找到了青蒿素，所以说中医古籍宝库很重要。

《难经》补充了《黄帝内经》的内容，也进行了病例的讨论。《神农本草经》是在西汉时期产生的，里面记载了365种中药，但是当时的实际数量肯定比记载要多。这本书分为上、中、下三篇，总结中药的功能、主治，这说明那时候的研究观察已经具有很强的科学性。它对药学的理论也进行了分析，除功能主治外，还提到了四气五味。四气五味与其对应的功能主治是相互关联的，临床用药要强调寒热温凉、酸苦甘辛咸、君臣佐使、七情合和、配伍规则等。

《伤寒杂病论》形成于战国之后的东汉时期。它更具体、明确地说明了一些疾病的治疗，一部分是热病，另一部分是杂病，后世将其分成两本著作，一本是《伤寒论》，另一本是《金匮要略》。现在人们阅读最多的就是这两部书。《伤寒论》中将病证讲得很清楚，随后附方。《金匮要略》论述杂病，他思索、研究、分析，博采众长，将众多医家的经验纳入著作。张仲景在《伤寒杂病论》的序里面也说，这不是他自己一个人的成果。

2. 晋、隋、唐、宋代名医辈出

晋代皇甫谧的《针灸甲乙经》、葛洪的《肘后备急方》，隋朝巢元方等人编写的《诸病源候论》等，这些书籍都有很多人阅读。唐代孙思邈编写的《千金方》《备急千金方》收集诸多方，其撰写的《大医精诚》名扬后世。宋代国家重视收集、整理医学经验，组织编撰了多部大型医学书籍，并成立专门的国家医药管理机构——和剂局。《太平惠民和剂局方》为宋代太平惠民和剂局编写，是世界上第一部由官方主持编撰的成药标准。

3. 金、元、明、清时期流派特色并举

"金元四大家"，刘完素认为疾病多因火热而起，在治疗上多运用寒凉药物，因此称为"寒凉派"；张从正认为治病应着重祛邪，"邪去而正安"，在治疗方面丰富和发展了汗、吐、下三法，世称"攻下派"；李杲认为"人以胃气为本"，在治疗上长于温补脾胃，因而称为"补土派"；朱震亨认为"阳常有余，阴常不足"，善用"滋阴降火"的治法，世称"养阴派"。明代更是名医辈出，为首者是李时珍，其编著的《本草纲目》共收录中药 1892 种，处方达万个，不仅为中国药物学的发展做出了重大贡献，而且对世界医药学等学科的发展也产生了深远的影响，被誉为"东方医药巨典"，可谓名扬古今中外。明清之际，瘟疫流行频繁，尤以江浙一带为著，且该地区气候异常，热病盛行，客观上促使江浙诸医家对温热病进行研究，并由此逐渐形成温病学派。以叶天士为代表人物之一的温病学派认为"温热病及瘟疫非伤寒"；吴有性著《温疫论》，阐发疫病流行之特点、治疗之法，其与《伤寒论》有所不同；吴鞠通把温病传变与脏腑病机联系起来，提出"三焦辨证"的理论体系。清代时期，除内科外，妇科、儿科、外科、耳鼻喉科、眼科均得到发展。由清代太医吴谦负责编修的《医

宗金鉴》，是乾隆御制钦定的一部综合性医书，全书 90 卷，是我国综合性中医医书最完善简要的一种。清末，西医传入中国，出现了中医、西医并见局面，出现了中西医汇通派、中西医对照派，代表著作有王清任的《医林改错》、张锡纯的《医学衷中参西录》等。民国时期甚至出现了废除中医思想。

二、习主席强调"继承好、发展好、利用好"

新中国成立初期，毛主席主张发展中医药，提出"中医药学是一个伟大的宝库，应当努力发掘，加以提高"，政府举办了四所大学，选当代名医任教，并组织了"西学中班""中医班"，建立研究院，各省区市兴建中医院。

习主席提出"中医药是打开中华文明宝库的钥匙"，提出要把中医药"继承好、发展好、利用好"。近来又在全国中医药大会上作出重要指示，强调"继承精华，守正创新，为建设健康中国贡献力量"。目前全国有近 30 所中医大学，各省区市均建立中医院，成立了研究机构，成立了中药审批机构。中医药法实施，实行国家医保政策，出台国家基本药物目录，这些都促进了中医药的发展。

中共中央、国务院发布了《关于促进中医药传承创新发展的意见》，希望大家好好学习这个文件。该意见特别对中医药传承创新发展给出具体安排，不仅肯定中医药发展的成果，也提出了发展中医的各项要求，强调"中西并重"，这是关乎中华民族伟大复兴的大事，先后共二十项任务，非常具体全面，包括医疗、教学、研究及机构、药物、人才培养等诸多方面内容，我们一定尽快努力去完成《意见》中提到的各项工作。

三、中医药在感染性疾病治疗中的独特优势

病案举例

例1. 感染后咳嗽

左某，少年男性，主因"咳嗽10天"于2014年冬季就诊。

10天来反复咳嗽，昨日受凉后加重，咳嗽，不会咳痰，喜清嗓，低热，体温37℃，咽部有痰，咽痒，纳食欠佳，睡眠可，大便偏干，咽充血，双侧扁桃体Ⅱ度肿大，未见脓血。舌质红，苔黄腻，脉弦。近2年反复感冒，咳喘持续2周～20天，每年约10次。

诊断：感染后咳嗽（风咳）。

辨证：风邪犯肺，气道挛急。

治法：疏风宣肺，解毒止咳利咽。

处方：炙麻黄3g，杏仁6g，苏叶6g，牛蒡子6g，地龙6g，蝉蜕6g，五味子6g，炙枇杷叶6g，炙百部6g，黄芩6g，白茅根9g，青蒿6g，桔梗6g，紫菀6g。

服药3周，诸症痊愈。继服2周调理，随访1年，未见复发。

例2. 急性坏疽性阑尾炎致麻痹性肠梗阻伴急性呼吸窘迫综合征

患者，男性，64岁，主因"突发腹痛9小时"于2005年5月18日入院，诊断为"腹痛原因待查，急性胆囊炎？急性阑尾炎？肠梗阻？"入院第四天出现呼吸窘迫综合征（ARDS），予无创呼吸机治疗，行剖腹探查术后诊断为"急性弥漫性腹膜炎，急性坏疽性阑尾炎并穿孔"，行阑尾切除术。患者症状持续性加重，遂应邀前往会诊。

会诊时症见：神识欠清，痛苦面容，撮空理线，躁扰不宁，腹大如鼓，腹皮拘急，未闻及肠鸣音，舌苔白腻，脉弦数。

辨证：气机失畅，腑气不通，中焦不运。

治法：调理气机，通腑消胀。

方药：大承气汤加紫菀等，2剂，水煎，服鼻饲。另予葱白、小茴香等，敷脐周。再予木香、焦槟榔等水煎，分2次用结肠镜灌肠，每日1剂。

术后第3天：用药后次日自行排气9次，排便1次，自觉腹胀减轻，调方继服，停中药外敷及灌肠。

术后第4天，症状明显减轻。

其后会诊3次，患者病情日渐好转，中药调理至痊愈出院。

例3. 乙型流感重症肺炎伴ARDS

患者男性，59岁，主因"发热2天"于2018年1月14日入院。既往脑胶质瘤术后、硬膜下出血术后、甲状腺癌术后史。现症见：高热，体温42℃，无关节疼痛、乏力，无胸闷，无腹痛腹泻，无尿频尿急，无皮疹。辅助检查：甲流、乙流咽拭子快速检测结果阴性。血常规检查大致正常。胸片示两肺纹理粗重乱。

入院第2日（1月16日）：患者出现急性呼吸窘迫，氧饱和低于90%，床边胸片示双下肺大片渗出样改变，吸痰吸出大量痰液。

入院第3日（1月17日）：患者持续高热，嗜睡，HR133次/分，R35次/分。血气分析（$FiO_2$80%）示：PCO_2 35mmHg，$PO_2$71mmHg。肝酶升高，肢体浮肿，当晚转入EICU，诊断为重症肺炎、ARDS等，并行气管插管呼吸机辅助通气及对症支持治疗，予抗炎、抗病毒治疗。

入院第5日（1月19日）：患者血气分析（$FiO_2$50%）示：pH7.37，$PCO_2$79.4mmHg，$PO_2$99mmHg。发热持续，并出现腹泻，呼吸机支持力度逐渐增加。胸部CT示双肺大片状实变影，双侧胸腔积液。乙型流感病毒核酸检测阳性。

入院第6日（1月20日）第一次中医会诊：患者仍持续高热，持续冰毯物理降温，腹泻，有创呼吸机支持辅助通气。证属邪毒炽盛，气血两燔，热伤气阴。治当清肺化痰，透邪解毒，佐以扶正。

处方：金银花15g，连翘15g，黄芩15g，鱼腥草25g，金荞麦25g，栀子10g，青蒿15g，生石膏40g（先煎），知母12g，白茅根25g，黄连8g，太子参15g，麦冬15g，生甘草 10g。2 剂，自煎。

入院第 7 日（1 月 21 日）：服药第二天，患者晨起体温降至 36.1℃，停用冰毯，全天最高体温 37.2℃，呼吸机支持力度降低，血气分析（FiO_2 40%）示：pH 7.46，PCO_2 36.2mmHg，PO_2 114mmHg。

入院第 8 日（1 月 22 日）：服用中药第 3 天，下午患者成功脱机拔管，咳白痰，腹泻减轻，腹胀仍有，肝酶仍未恢复正常。

入院第 11 日（1 月 25 日）：患者转出 EICU 回到普通病房。无发热，咳痰白黏，不易咳出，腹胀减轻，仍腹泻。舌红，苔白厚，脉弦。

处方：太子参 15g，麦冬 15g，五味子 8g，青蒿 15g，黄精 15g，山萸肉 12g，银花 15g，连翘 15g，黄芩 15g，金荞麦 25g，苍术 12g，橘红 15g，炒山药 15g，佩兰 15g，生甘草 8g。5 剂，水煎服，每次 200mL，每日 2 次。

入院第 17 日（1 月 31 日）：患者胸部 CT 回报示：右肺上叶及双下肺实变病灶较 2018 年 1 月 18 日片好转，双侧少许胸腔积液。患者体温稳定，感染得到控制，停用抗生素。

2 月 14 日：患者神清状可，仍咳嗽阵作，咽痒甚，咳白色透明痰，已无腹泻，仍便溏。给予疏风止咳、健脾化痰中药 1 周。

后随访诸症全无，未见反复，病人多次感谢。

本次讲解病例、中央的意见以及继承的内容，都是为了提高我国的大健康水平，提高自身能力，增强自信心。中央也希望我们把学术继承好、发展好，要在大健康当中发挥作用，坚持中西医并重。在这过程中需要对我们自己说的一句话——"不忘初心，牢记使命"。我们在初踏中医之路时想到自己要当大夫，当大夫就要给人看病，要"不忘初心，牢记使命"。希望大家在防治感染病方面多做一些贡献，谢谢大家。

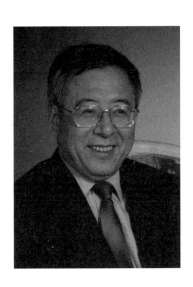

温病学理论是治疗感染性疾病临床技术的源泉和动力

姜良铎

首都国医名师，北京中医药大学东直门医院主任医师、教授、博士研究生导师，享受国务院政府特殊津贴专家。

中国首届中医专业医学博士。教育部211工程重点学科——中医内科学学科带头人，国家中医药管理局重点学科呼吸热病学科带头人。学术理论体系主要包括"外感病的内伤基础""管道和排毒理论""状态医学理论""中医急症的三法辨治""中医微生态理论思想""从毒论理，从通论治，以调求平"及"角药治疗理论"。

各位同道，我今天给大家讲的题目是"温病学理论是治疗感染性疾病临床技术的源泉和动力"。这个题目要说两个问题，一是温病学科的问题，二是临床的问题。

一、温病学科问题

温病学科是中医学中古老而年轻的学科。这一学科，说它古老，是因为它的理论萌芽自《内经》，初步发展应该是在刘河间时期。我后来感悟到，实际金元四大家对这个理论都有传承，张子和的"攻下法"，刘河间的"火热论"，朱丹溪的"滋阴思想"，李东垣的"脾胃论"，这些都是温病学科的理论来源。"存津液，保胃气"是后来提炼出来的说法，而养阴、清热、攻下从一开始就是温病最常用的治法。

一直到明朝以后，吴又可先贤提出来两个非常著名的观点：第一是首次提出"杂气""疠气"，在诊断上相当于已经提出了病原微生物的概念；第二是强调了表里九传，攻下为先，创造了以达原饮、三消饮等方剂为代表的治疗思路。叶天士先贤明确提出"温邪上受，首先犯肺，逆传心包""肺主气属卫，心主血属营""气不摄津，郁而为肺痹"等理论，以"益气摄津，开肺化湿"为治则，创立了上焦宣痹汤。吴鞠通先贤在《温病条辨》中提出"三焦辨治"体系，对温热病、湿热病的诊治展开了系统性阐述。

温病学发展到今天，其理论日益趋于完备，其学术思想在医学长河中影响深远。正如温病"三宝"在临床上效验无数一样，温病学理论不仅在治疗感染性、传染性疾病的急危重症领域具有重大指导意义，在内科、外科、儿科等各科疾病的治疗中也都有极高的应用价值。我们之所以说温病学是一门古老而年轻的学科，就是因为它虽然发源时间早，但它至今仍然与时代结合得最为紧密。可以紧密到什么程度呢？在感染性疾病中，我们与西医会诊的时候，讨论起来的共同语言比其他学科要多很多，双方能够沟通明白，这说明温病学科完全可以与时俱进。

中医治疗传染性疾病有几个显著的特点：第一，中医学把病原微生物与人的关系作为辨治的出发点，就是说它认为治疗外感病不是单纯杀灭细菌或者病毒的问题。防治流感的时候，曾经有人提出"中医哪个药抗病毒"的问题，轮到我们回答的时候大家都觉得这个问题比较难，最后我回答：
"中医治疗流感病不是单纯抗病毒，我们不需要把病毒抓
出来'就地正法'，但是我们可以把病治好。"比如 1998
年流感的时候，中医界大概治疗了 20 万人，使用了大量的
中药，药渣都是用卡车拉出去的，足以说明中医可以治疗
流感。

　　第二，中医非常重视外感病本身的特点。一病有一病的
规律，一病有一病的特点。在这一点上，中医能够与时代紧
密结合，这也是中医药治疗的特点。比如说，在治疗禽流感、
非典的时候，我们并不是把原来的中医理论拿过来就用，而
是从病的本身规律出发有所变通，这使得中医与现代科学结
合得很紧密。我在陕西工作的时候，治疗流行性出血热，这
种病病死率最高的时候可以达到 80%，在用了中西医结合治
疗的方法后，我们治疗组的病死率降低到 1%，采用的就是凉
血解毒、清利攻下、滋阴养血、祛邪扶正结合的综合手段。
我曾经在某一个学术年会上跟大家分享过我写的论文，提到
我们把很多病人从死亡的边缘拉回来，其中多次使用犀角地
黄汤，甚至抵当汤，最后疗效非常显著。中医治疗感染性疾
病充分承认疾病的规律，流行性出血热这个病的特点就是发
病就是血分证，是从血中发出的疾病，这就是"伏气"。本
病是"伏气温病"，我们对这个病有这样的认识，也是从温
病这一学科中得到的理论上的指导。

　　第三，对于新发疾病，既往没有认识的疾病，中医可以

依据证候的反映而做出应答，包括非典、禽流感。当年非典发生的时候，刘淇书记召开专家会议，请来的都是西医的院士，我是被王永炎院士派去参会的。中医药讲话的机会来了，不讲话就不行，中医学科难道对这事情不能担当吗？所以我到会上发表了意见。

中医历史上治疗瘟疫有相当丰富的经验，温病学派的形成和发展与此高度相关，每一次流感的大爆发都会伴随着一部温病学专著的诞生。非典也不例外，非典结束以后一定会诞生非典的专著。当时我提出，虽然中医经典中没有记载过非典这种病，但是中医历史上治疗瘟疫的经典可以借鉴。我提出了一张预防非典的中药方，与会专家一致同意。刘淇书记当时问我这个方可以不可以公布，有没有知识产权，我觉得这是保卫战，需要用就赶紧做，就在这开新闻发布会，把中药方发出去，会产生非常大的影响力。当时我个人意见得到组织的认同，就决定使用中医措施防范非典，会上就将这个处方公之于众。

关于非典的治疗，我们探索清楚此病有一个非常显著的特点，就是肺部的高度渗出。温病学里面有一个宣痹汤，最后证明对于这种肺部的高度渗出非常有效。我们还采用了董建华老师的著名思路，这在原来的温病学里是没有的。国家中医药管理局制定方案的时候，有些专家提出来说，中医理论不好理解，我这个时候只好说：中医理论很好理解，是你没有理解。

二、温病临床问题

　　整个温病学在近 70 年来发挥了巨大作用，在中医临床应用上疗效非常显著。1954 年石家庄乙脑流行，郭可明以白虎汤、清瘟败毒饮为主方，重用生石膏，配合使用安宫牛黄丸和至宝丹，此方案效果显著。1957 年北京乙脑再次流行，这次白虎汤效果不明显，加化湿清热药，蒲辅周老先生用温病之法，疗效又达 90％。在传染性疾病、感染性疾病方面，中医已经发挥重大作用，而且它将继续发挥重大作用。

　　卫生部向我颁发了聘书，将我聘为公共卫生防治专家。自非典以后，我在卫生部协助制定有关禽流感、猪流感等各种传染病的应对措施时，大家就对中医开始有一些新的认识，2009年中医学在防治甲流方面又做出了贡献，金花清感颗粒的诞生。

　　中医对于感染性疾病诊治方面已经发挥重大作用，必将进一步发挥作用，曾有这样一个病例：香港凤凰卫视女主播刘海若在伦敦因车祸受重伤昏迷不醒，英国的医学专家判断她已"脑死亡"，6 月 8 日送往宣武医院凌峰教授处抢救。6月 18 号，因患者高热昏迷，我应邀会诊，制订了一套扶正固本、清营凉血、醒神开窍的治疗方案：中药加针灸。当时患者高热，体温 39.6℃，神昏，热入心包，已经使用多种抗菌药物，但效果欠佳。治以益气养阴、清营凉血、化痰开窍之法，药用安宫牛黄丸。患者第二天体温降至 38℃左右，第三天降到 37℃ 左右，一周热退，第二周神志清醒。因为涉及医保方面的事务，英国医保公司还让我在相关文件上签字，记录诊疗经过。

我们认为，温病学的理论，需要在目前的社会实践、临床实践中进一步得到应用、理解。无数的临床病例总结，这就是毛主席说的理论—实践、再实践—再理论。着眼理论会让我们永葆青春，不要认为现代科学发展将使得中医进入历史博物馆，不可能。之所以不可能，就是因为它是东方医学。我跟我的学生说，你们要是能把我当范本拿来学习，教会徒弟，饿死师傅，那是你的本事。我们中医本身的理论体系是开放的，这些年里我想，如何把现代各种检查技术，现代对于疾病规律的认识，纳入中医的辨证论治体系，从而使中医进入永不落伍的地步，这是非常重要的。

这几年来，我基本在临床诊治疾病，做临床研究，从状态论治，从信息角度理解、从证候的概念理解现代医学检查效果，让它们为我所用，这样我们就可以治那些虽然没有症状，但是已经发病的疾病。中医理论体系具有开放性，具有广阔发展前景，大家不要认为现代技术的发展会排挤中医，至少200 年以内不会，因为所有医学理论都是临床实践总结出来的，而不是理论医学。理论医学的境界目前还没有达到，什么时候达到我还不敢想象，但我们中医的发展进步永远是存在的。

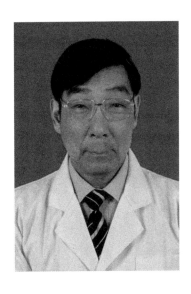

对《温病条辨》观点的一些认识

杨进

南京中医药大学教授、博士研究生导师，享受国务院政府特殊津贴专家，兼任多所中医院校的名誉教授。曾任国家中医药管理局和江苏省政府中医温病学、中医临床基础学重点学科带头人，南京中医药大学温病学教研室主任。

出身中医世家，伯祖杨如候被列为"民国医林四大家"之一。1968年毕业于南京中医学院医疗系，50年来一直从事临床工作，对感染性疾病和内科疑难杂证的诊治有深入的研究。

各位专家，各位同道，各位同学，今天有幸在这里跟大家交流一下有关温病学的理论问题，我主要是针对《温病条辨》的观点提出自己的看法。

《温病条辨》对后世温病学的发展发挥了重大的作用，也是学中医时必须要学习的一本书。然而，吴鞠通的论述也不是十全十美的，尚有一些片面或不够确切之处。后世有一些注家，特别是王孟英、叶霖、曹炳章对书中的许多观点提出了异议，其中也不乏真知灼见。所以学习《温病条辨》时，在正确理解吴鞠通学术思想的同时，应该对所论及的内容认真分析，独立思考。同时也可参考后世注家的一些意见，全面理解其中一些学术思想。

书中提出的凡是温病都始于上焦、暑病中必兼湿邪等论点，就有可商榷之处。吴氏对某些中医理论、方剂药物作用的阐发也不乏臆测和牵强之处，在学习过程中不能全盘接受。另外，书中收录了叶天士《临证指南医案》中的大量病例，把其脉案作为条文，处方则冠以方名，作为固定方剂，虽然为后世学习叶天士的学术思想提供了方便，而且对于推广叶氏学说经验发挥了重要的作用，但有些叶氏的个案在临床上很少见到，其制定的方剂适用范围较小。所以对《温病条辨》中条文和方剂的学习应有重点，不可不加选择。

一、温病的概念

《温病条辨·上焦篇》的第一条虽然对九种温病下了定义，如："风温者，初春阳气始开，厥阴行令，风夹温也。温热者，春末夏初，阳气弛张，温盛为热也。"但却没有确切说明什么是温病。现在关于温病的定义有多种说法，有人提出温病是多种急性热病的总称，有人提出温病是由外感温热病邪引起，以发热为主要特点，具有传染性和季节性的一类疾病。但仔细推敲一下，这个定义也不够完整和贴切。温病的病因不只是温热病邪，还有湿热病邪等；温病也不一定都具有传染性，还有一部分是不具有传染性的感染性疾病；而且温病也不一定都具有季节性。所以在理解这些内容的时候，不能绝对化。

目前一般《温病学》教材多把温病的定义修正为：温病是由温邪引起的热象偏重，易于化燥伤阴的一类外感疾病。这一修改虽然回避了一些问题，但还是不够完整，特别是不能很全面地概括湿热性温病的特点。另外，强调温病的温热属性虽有必要，但如过分拘泥于这一点，在临床上应用时也会带来一些问题。比如有些温热病初起，按中医的辨证是表寒证，而其后续发展变化是按照温病的发展规律。如果把这类温热病排除在温病学的范围之外，似乎也不妥。究竟怎样为温病下一个很准确的定义，还得进一步研究。

二、温病的病因

《素问·阴阳应象大论》说："喜怒不节，寒暑过度，生乃不固，故重阴必阳，重阳必阴。故曰：冬伤于寒，春必病温。"可以说这是温病病因的最早论述，也是后世医家论述温病起因的主要根据。一年中有春夏秋冬四季的交替，有风寒暑湿燥火六种气候，人若不注意摄生，冒受寒暑，使外邪得侵，伤于形体，即可导致疾病。但是"冬伤于寒，春必病温"，到底是属于伤寒，还是属于温病，是历代医家争论的焦点。吴鞠通博览群书，对历代医家的得失都曾经认真地研究过，还提出了一个观点，即"细考宋元以来诸名家，皆不知温病伤寒之辨"。

吴氏强调，首先要明确的是"重阴必阳，重阳必阴"。一般医家往往忽略了这一点，吴氏特别提出，说他们并未理会上文有"重阴必阳，重阳必阴"二句。重阴是二阴相重叠，即冬令感受寒邪；重阳是二阳相重叠，即春令感受热邪。高士宗说："如天寒受寒邪，是谓重阴，重阴必有阳热之病；天暑而受热邪，是谓重阳，重阳必有阴寒之病，此亢害自然之理。"张志聪说："在天阴阳之邪，又由吾人之阴阳气化也，是以受天之阴邪而必阳，受阳邪而必阴。"冬令感受了寒邪，如未能即时发病，到来春就容易发生温病，但并非一定发病。读书不可泥于字下。这种温病就是后世所说的伏气温病。我们提出一个观点，"冬伤于寒，春必病温"是古人对于某些温热病初起就见里热证的一种解释，这并不意味着一定是感受了寒邪，寒邪化热所致。另外，也有不因伏气而发者，如《六元正纪大论》说："庚申之岁，初之气，温病乃起。"可见温病并非都是由冬伤于寒而来。

如何认识伤寒和温病的病因？中医病因学说的一个基本观点就是辨证求因，所谓的"伤寒就是感受寒邪，温病就是感受温邪"，也应该从辨证求因的角度来认识。温病初起可以有表热证，也可以有表寒证，并不会因为初起有表寒证就不属于温病范畴。孟澍江教授很早提出来一个观点：表证的出现是表邪郁闭的表现，六淫病邪侵犯人体，初起表现就是表气郁闭。如果郁闭比较明显，临床表现为恶寒比较重、无汗、骨节疼痛。这是由于表气郁闭，肌表的阳气不能温煦肌表，所以出现这些症状。如果郁闭比较轻，表现为有汗、骨节疼痛不明显，看似是表热证的表现。至于是感受寒邪还是温邪，是基于临床表现做出的推断，是一个抽象的概念。不一定初起表气郁闭重了，就一定感受的是寒邪，反之就是温邪。伤寒、温病原来是不分的，到后来出现了温病学说以后，强调温病的发生是感受了温邪。两者从不分到分开来，这是个进步。但是现在认识病因时，应该把两者结合起来，不要拘泥于一个感受了寒邪、一个感受了温邪。寒邪和温邪是根据病人的临床表现做的抽象概括，当然区分表寒和表热还是必要的，因为涉及了治疗。

吴鞠通在《温病条辨》中还提道："论温病之最详者，莫过张景岳、喻嘉言、吴又可三家。时医所宗者，三家为多。"同时也指出了他们的不足："张氏之论出方，悉与伤寒混，谓温病即伤寒，袭前人之旧，全无实得。""喻氏立论，虽有分析，中篇亦混入伤寒少阴、厥阴证，出方亦不能外辛温发表、辛热温里，为害实甚。""吴又可实能识得寒温二字……又不明伏气为病之理，以为何者即病之伤寒，何者为不即病待春而发之温病，遂直断温热之原非风寒所中。不责己之不明，反责经言之谬。"

三、温病的感邪途径

《温病条辨·上焦篇》的第二条说："凡病温者，始于上焦，在手太阴。"这是强调温病的感邪途径及病位，较外邪都是自皮毛而入的传统认识有了发展。但这只是温病发生的一种形式，若把它作为温病发生的必然规律，或视为唯一发病途径，那就片面了。后世医家也提出了一些看法，如薛生白提出，湿热证以"太阴、阳明之表"为始。王孟英指出："病起于下者有之……湿温、疫毒病起于中者有之。"还有伏气温病，初起即以里热盛为特点。可见，温病的发生不能以始于肺来概括。由于病因不同，感染途径有别，起病可以出现多种形式，如果专从"始于上焦，在手太阴"，只谈肺卫证，而忽略了其他方面，则似欠全面。但如果全面客观分析《温病条辨》，该条原文放在了"风温、温热、温疫、温毒、冬温"这节，是针对这几种病论述的，并不是包括所有温病。所以，王孟英根据这点说吴鞠通不知道湿温的发病，有断章取义之嫌。

四、温病的下焦病证

按照传统来讲，《温病条辨》中的下焦病证好像都是指肝肾病变，肝肾的病变又是以阴伤为主。但实际上《温病条辨》里论述的并不都是肝肾阴伤的病变，所以把下焦病证全部定为肝肾阴伤有以偏概全之失。

吴鞠通说："下焦，肝与肾也。"这固然指出了温病下焦病证主要在肝肾二脏，但若据此而认定下焦病证仅有肝肾病变，那就不够全面了。按脏腑在躯干的部位划分，下焦的脏腑除肝肾外，还包括膀胱、胞宫和部分肠道。《温病条辨·下焦篇》的有关内容除列有许多肝肾病证外，还有下焦蓄血、热入血室、饮邪伏下、阳虚湿阻、湿浊闭下、久痢滑脱及某些疟病等病证。这些病变不属于肝肾的病变，而是属于膀胱、胞宫及某些肠道的病变，所以吴氏原意也并不是把下焦病证局限于肝肾的病变。当然，下焦病证确以肝肾为多见，而且是为主，而其他病证又往往与肝肾有一定的联系，特别是肾。如膀胱与肾互为表里，胞宫亦为肾所主，久痢滑脱、寒饮、寒湿、湿浊在下者又往往与肾阳不足有关。所以吴鞠通称下焦为肝肾，是说肝肾多见，不能把下焦病证都看成是肝肾病变。

温热病的特点是易耗伤阴液，在温病后期的肝肾病以真阴耗伤为多见，但这并不意味着肝肾病变都是以阴伤为主。从《温病条辨·下焦篇》的内容来看，有许多是讨论与肾阳虚衰有关的病证，比如因湿、饮、痰、浊阻于下而有肾阳虚衰的，久痢而致脾肾阳虚的，阴伤及阳和肾之阴阳两伤的，阳气虚极而致真气外脱的等。这类肾阳虚衰病证的产生与病人素体阳虚有关，正如吴鞠通所说："间有阳气素虚之体质，热病一退，即露旧亏。"所以肝肾病变除有阴虚之外，还有阳虚病证。此外，感受湿热病邪也易伤阳气，或治疗中误伤阳气，或病变过程中由阴伤发展为阳伤，这些都是阳虚形成的相关因素。

由于通常强调了下焦病证属真阴耗伤，因而容易产生下焦病证都是虚证的看法。实际上，下焦病证有许多虚实夹杂的，除阴伤火炽、邪伏阴分诸证外，还有因下焦气化失司而致的湿浊内停、久痢脾肾阳虚而湿热未尽、下焦蓄血、热入血室等证。

吴鞠通在三焦治则中提出"治下焦如权，非重不沉"，这是治疗温病下焦病证的重要原则。一般认为这是指肝肾真阴不足的治疗原则是"重"，所用的药物多属重浊滋腻，如阿胶、白芍、干生地、麦冬、鸡子黄、淡菜等，甚则用鲍鱼、猪脊髓、海参、羊肾等。实际上，"重"的含义要广泛得多。比如因真阴不足、水不涵木而致虚风内动，要配合金石重镇、介类潜阳，如牡蛎、鳖甲、龟板、石决明等，这是药物质地的"重"。又如对于下焦蓄血，当用通瘀破积药物，如大黄、芒硝、桃仁、䗪虫、水蛭等，这是药物作用竣猛的"重"。再如对于肾阳大虚之证，投温煦阳气药物，如附子、干姜、鹿茸、胡芦巴、补骨脂等，这是峻补的"重"。

所以"非重不沉"是指治疗下焦病证所用的药物多属重浊、重镇、趋下、峻猛之品，以期药力直达于下焦。然而，治下焦的"重"只是与治上焦的"轻"和治中焦的"平"相对而言，并不是说凡是用治下焦病证的药物都非"重"不可。

有人认为，吴鞠通既然以三焦分论温病诸病证，那么《温病条辨·下焦篇》中所述的都可作为下焦病证，其实并不尽然。比如论述治疗温病愈后提到的诸证：嗽稀痰而不咳，彻夜不寐者，用半夏汤；饮退得寐，舌滑，食不进者，用半夏桂枝汤；脉迟，身凉如冰，冷汗自出者，用桂枝汤；面色萎黄，舌淡，不欲饮水，脉迟而弦，不食者，用小建中汤；胃阴伤，用五汁饮、牛乳饮、益胃汤；悬饮，用香附旋覆花汤、控涎丹；内有伏饮，新感外寒者，用小青龙汤；喘咳，吐稀涎，脉洪数者，用麻杏石甘汤；支饮不得息者，用葶苈大枣泻肺汤等。这些病证的主要病位不在下焦，有的偏上焦，有的偏中焦。

　　吴鞠通为什么要把这些病证放在《温病条辨·下焦篇》呢？我们分析，第一个原因是为了与某些下焦病证做对比、鉴别。比如温病中的痰饮、湿浊病证，有的兼下焦阳衰，与下焦病证有关，如鹿附汤证、安肾汤证、术附姜苓汤证、术附汤证等。但也有的不属于下焦病证，如麻杏石甘汤证、小青龙汤证、橘半桂苓枳姜汤证等。第二个原因是下焦病证多在温病后期，需要进行各种调理。温病后期的一些病证放在三焦篇都不太合适，所以将这些不属下焦病证的后期调理证治也列入了下焦篇，如补益胃阴方、参苓白术散、桂枝汤等。第三个原因是某些病证虽不属下焦，但与肾阳虚衰有关，如某些久痢、少阴疟、厥阴三疟、湿浊内闭等。当然，也有若干病证列入《温病条辨·下焦篇》似乎没有什么充分的理由，有些随意性。这里我们要注意，《温病条辨·下焦篇》里论述的不一定都是下焦病。

——

五、温病初起的治疗

　　在《温病条辨》中，还有一条争论比较多的是上焦篇第四条："太阴风温、温热、温疫、冬温，初起恶风寒者，桂枝汤主之；但热不恶寒而渴者，辛凉平剂银翘散主之。"后世很多医家提出，既然是太阴温病，又不是伤寒，为什么还用桂枝汤？另外，"但热不恶寒而渴"，这是内热已甚，已无表证存在，为什么还用银翘散？在这里吴氏以恶寒与不恶寒作为使用桂枝汤与银翘散之依据，显然是不够妥当的。其实吴鞠通对此有解释说明。在本书的"杂说"中，他明确提出了"本论起于银翘散"，实际上把这一条的内容推翻了。为什么他明知道这么提可能会遭人反对，还这么说呢？我们揣测吴氏的原意，他提出桂枝汤治疗太阴温病可能也是事出无奈，因当时尊经之风盛行，温病学家面临着"离经叛道"的指责。所以吴鞠通把桂枝汤列为本书第一方，用以治疗温病初起，也有其良苦的用心。在理解这一条的内容时，应注意太阴温病初起是可以见到恶寒的。太阴温病初起的表证，有恶寒，能不能用银翘散？当然是可以的。若口渴严重等，也可使用银翘散加减方。

由此还引申到另外一个问题，温病初起时能否用辛温药物？温病初起，如果表现为表热证，那用桂枝汤肯定是不恰当的，应该用银翘散。但是温病初起能不能用辛温药呢？其实不能一概而论。桂枝汤是辛温解表方，肯定是不适用于温病初起，但是辛温解表药不是不能用。大家都知道温病最易化燥伤阴，故多有温病忌汗、禁汗之说，常用辛凉甘寒之品救治，一般不用辛温发汗药。但辛温发散之品是否绝对列为禁忌呢？事实并非如此。临床上外感热病初起虽然以热证为多，但表寒症状也并非少见。如夹有表寒，就可使用辛温之药，关键是如何准确掌握运用辛温发散药的时机，使其恰到好处。另外，在恶寒轻、发热重的情况下，也可适当参以辛温之品，或辛温、辛凉并用，以提高疗效。

在治疗表热证时，在以辛凉药物为主体的方剂中，配伍使用辛温药物是完全可以的，吴鞠通所立的银翘散里也用到了荆芥、豆豉。为什么在辛凉解表方中用辛温药物呢？实际上是为了增强疏散的力量。刚才我讲到了，表证的本质是表气郁闭。如果表气郁闭比较严重，病人表现为恶寒明显、无汗、骨节疼痛，则要用些疏散力量比较强的药物。一般来讲，辛温解表药的疏散力量要比辛凉解表药强得多。我们以前做实验，辛温解表药如桂枝、麻黄发汗作用明显，而辛凉解表药如银花、连翘、蝉衣发汗作用很小。所以表气郁闭比较重时，可以配合辛温解表药，增加疏散作用，但这并不改变银翘散的辛凉属性。

病起是否有恶风寒的症状，是其辨证要点，也是确定能否应用辛温药的关键所在。若病起无恶风寒之症，明是温热之邪可知，若误投桂枝辛温，以温治温，则助热生火，变证迭出，祸不旋踵。故吴氏改从《素问·至真要大论》"风淫于内，治以辛凉，佐以苦甘，以甘缓之"为法，用银翘散救治。如温病热邪内盛，兼有风寒外束，表里俱实，症见憎寒壮热、无汗、面赤目红、唇干口渴、小便短赤或大便秘结，甚则谵妄、鼻衄、疮疡肿毒、脉洪数或滑数，此时温热邪毒充斥三焦，自当清热泻火解毒。然表寒外束，腠理闭塞，若不加用温散，则易凉遏，故当配用辛温发散之品，使汗出热泄，如防风通圣散之解表通里，疏风清热；石膏汤之发汗泄热、清里解毒。再如大青龙汤之解表除烦，麻杏石甘汤之宣肺泄热均属辛温、辛凉并用之剂。

何廉臣谓："凡治温热病初起，不问兼风兼寒、脉浮脉紧、恶风恶寒，而外热势盛，法当偏重于表者，通用双解散加葱、豉，或凉膈散去硝、黄，加葱、豉，以和解内外之热邪，使表里齐解，奏功最捷。"由此看来，温病初起能否使用辛温之类药物，关键还在于辨证是否正确，能否随证变化，灵活机动，把握时机，恰当用药。如属湿热之邪引起的温病初起，则又非用辛温芳香化湿之品不可，此理易明。

我是针对《温病条辨》当中的一些观点提出一些看法，不一定正确。

谢谢大家。

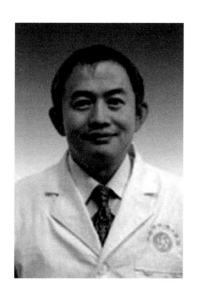

从瘟疫学理论认识新冠肺炎

冯全生

冯全生，医学博士，成都中医药大学二级教授，博士研究生导师，博士后合作导师，四川省学术和技术带头人，四川省名中医，四川省教书育人名师，成都中医药大学基础医学院院长。现任中国中医药研究促进会温病分会会长，中华中医药学会感染病分会副主任委员，世界中医药学会联合会温病分会副会长，中华中医药学会防治艾滋病分会副主任委员，国家传染病科技重大专项评审专家。担任人民卫生出版社"十三五""十四五"规划教材《温病学》、中国中医药出版社创新教材《瘟疫学》和上海科技出版社精编教材《温病学》主编。

大家好，现在新型冠状病毒肺炎已经成为全球大流行的传染病。我们国家控制新冠肺炎取得了举世瞩目的成效，中医学在此中发挥了十分重要的作用。从中医角度怎么来认识新冠肺炎？今天我从瘟疫学理论来谈谈个人看法。

——

一、概念

瘟疫是具有强烈传染性并能引起流行的一类疾病的总称。总结、概括历代医家对于瘟疫的认识和临床治疗经验，我们把瘟疫分为以下几大类：一是湿疫，包括湿热性质的瘟疫（湿热疫）和寒湿性质的瘟疫（寒湿疫）；二是热疫，包括温热疫和暑热疫；此外还有寒疫和杂疫。从名称可以看出，多种邪气均可引起瘟疫的流行。《黄帝内经》说："五疫之至，皆相染易，无问大小，病状相似。"张仲景《伤寒杂病论》

的序以及明清瘟疫学家的著作里都有相关的描述。

二、分类

湿热疫主要是感受湿热戾气引起的一类瘟疫，以明代瘟疫学家吴又可《温疫论》的描述最具代表性，"邪从口鼻而入，则其所客，内不在脏腑，外不在经络"，而在半表半里的膜原，因此他创造了一个著名的方剂——达原饮，此方仍为我们今天治疗瘟疫所常用。

温热疫是感受温热戾气而引起的一类瘟疫，一年四季均可发生，尤其以春季为多发。以清代医家杨栗山为代表。杨栗山在他的著作《伤寒瘟疫条辨》中说："温病因杂气怫热，自里达表，或饥饱劳碌，或忧思气郁，触动其邪，故暴发竞起，而合病并病为极多。"这样的疫病流行，治疗的代表方剂是升降散及其系列方。

另外一类是暑热疫，主要发生于夏季，是暑热戾气感染人体发生的瘟疫流行。比如说乾隆年间出现的京师大疫，余师愚根据当时疫病的特点，重用石膏取得了很好的效果，由此他发明了著名的方剂清瘟败毒饮。他的代表著作为《疫疹一得》。

还有一类就是寒疫，包括了寒湿疫，四季均可发生，以恶寒、壮热、头身疼痛为主要表现。这在《伤寒论》里有诸多描述。《难经》五十八难里说："寒疫初病，与伤寒异处惟传染耳。"寒疫是具有传染性的一类疾病。《温病条辨》里的寒湿是什么呢？"寒湿者，湿与寒水之气相搏也"，代表方剂就是桂枝汤、柴葛解肌汤等这一系列方剂。

还有一类就是杂疫。杂疫在刘松峰的《松峰说疫》里描述较多。杂疫就是有杂七杂八、千奇百怪症状的瘟疫，比如大头瘟、烂喉痧、葡萄疫、蛤蟆瘟等，一般认为是热毒为患。代表的方剂就是普济消毒饮等。

三、瘟疫感邪途径及发病

那么瘟疫的感邪途径是什么？是怎么发病的呢？《黄帝内经》里说，"邪之所凑，其气必虚"，"一人病气足充一室内"。吴又可说："邪之所着，有天受，有传染。"所谓天受就是由口鼻而入，由呼吸道、消化道感染；传染就是直接接触感染。所以从我们今天来看，这种对于感邪途径的认识是比较完整的，既有空气的传播，又有饮食的传播，还有接触传播、血液的传播等。感邪以后是否发病主要跟人体的体质状况密切相关，除《内经》里提到的邪气跟正气的关系、强调正气御邪重要作用以外，后来的吴又可说，"本气充满，邪不易入，本气适逢亏欠，呼吸之间，外邪因而乘之"，强调正气虚以后，邪气才乘虚而入。另外瘟疫的发生，除正气、体质因素以外，还跟自然环境、社会因素密切相关，比如气候的异常变化、自然灾害。古代发生的瘟疫流行，我们从当时医家的描述可以看出，饥饿、灾荒还有战争等因素都可以导致瘟疫的大流行。

四、瘟疫学主要理论体系

关于瘟疫学理论的主要体系，可以这样认为：《黄帝内经》奠定了一个基础；东汉的《伤寒杂病论》也是防治瘟疫的一部著作；明清时期，尤其是明代吴又可的《温疫论》作为我国第一本传染病学专著，奠定了瘟疫学的基础；其后有一批医家遵从吴又可的观点，戴天章、杨栗山、刘松峰、余师愚等医家进一步发展了瘟疫学理论。所有这些共同构建了瘟疫学的主要理论体系。

《温疫论》的主要学术特色是什么呢？我们先要了解一下《温疫论》，才能知道整个瘟疫学的理论体系和框架。《温疫论》由明代医家吴又可所写，它主要归纳总结了吴又可从医年间所遇到的瘟疫大流行以及他自己的防治经验。尤其是1641年（崇祯十四年）瘟疫的流行，遍及当时南北四个省份，吴又可见到了当时"死亡枕藉"的惨状。所以他结合自己的经验写成了这本书，提出了以下认识：一是病因上提出戾气致病学说，突破了"外感不外六淫"的传统认识，认为致病因素"非风非寒，非暑非湿，乃天地间别有一种异气所感"。

二是病机上认为邪气从口鼻而入，直趋中道，客于膜原的思想。三是传变，吴又可提出邪气的传变有外解和内陷两个大的方面，外解为顺，内陷为逆；总结了瘟疫病邪的"九传"，即九种传变方式。关于邪气外解，在气分，主要通过汗解，尤其是战汗，"解以战汗"；在血分，通过斑解，"解以发斑"，强调邪气外出。另外吴又可在治疗上主张急症急攻，主张以祛邪为第一要义；瘟疫的后期要滋阴。这些对于我们构建瘟疫学理论十分重要。

五、瘟疫学主要学术特点

1. 强调特殊的致病因素

在吴又可《温疫论》的基础上，我们归纳瘟疫学的主要学术特点，第一个是强调特殊的致病因素——疫邪。吴又可称其为"杂气"，致病暴戾的叫作"戾气"。张仲景认为是寒邪，杨栗山遵从吴又可的观点，刘松峰认为是"毒邪"，这些不同于一般六淫邪气的致病因素是导致瘟疫发生、具有传染性和流行性的重要原因。所以无论是 SARS 病毒，还是新冠病毒，它们的传染性都是很强的，这些都可称为疫邪，疫疠之邪。

2. 具有相对稳定的传遍规律

第二个就是传变，有相对稳定的病变部位和传变规律，这一个特点我们称为传变的特异性。比如吴又可认为邪气主要盘踞在膜原。在什么部位呢？在半表半里这个地方，他称为膜原。杨栗山认为邪气在哪里呢？在三焦。所以我们后面要提到杨栗山主张通过升降来疏通气机。余师愚认为邪气在阳明胃，所以要用大剂的石膏来清解阳明经的热。

另外杂气、戾气自身还有特异性，特异性体现在什么地方呢？比如说吴又可说"专入某脏腑、经络，专发为某病"，就是我刚刚说的部位的特性。此外还有偏重性。什么是偏重性呢？就是感染种属的特异性，即吴又可所说的牛病而羊不病，鸡病而鸭不病，人病而禽兽不病。在一个地方发生了瘟疫的流行，发生了牛瘟，但是没有发生羊瘟；发生了鸡瘟，没有发生鸭瘟；人发生了瘟疫，禽兽没有发生瘟疫。这是很仔细的流行病学观察。他认为，"究其所伤不同，因其气各异也"——因为感染的戾气、杂气是不一样的，所以前面说杂气、戾气是有种属选择性的。比如说现在发生的一些病毒感染性的疾病，比如禽流感、新冠肺炎、SARS等，很多也可感染动物。但是因为今天环境发生了变化，病毒产生了变异，它能够感染人体，甚至能够在人与人之间传播，这就破坏了种属的选择性。

3. 治疗以祛邪为第一要义

第三个是治疗，瘟疫学理论主张"以祛邪为第一要义"，吴又可说"大凡客邪，贵乎早逐"，为什么贵乎早逐？"乘人气血未乱，肌肉未消，津液未耗，病人不致危殆，投剂不至掣肘"。人体刚刚感染了邪气，正气还没有很亏虚，这个时候要祛邪。历代瘟疫学家都把祛邪放在首位。

从这个瘟疫理论来讲，祛邪体现在以下几个方面。一是瘟疫学家祛邪倾向于寻找特效药物，即针对病因治疗的特效药物。比如说吴又可描述瘟疫的发生，是因为自然界戾气、杂气引起，所以要以物制气。物是什么呢？药物，用自然界的物质（药物）来制约这种气，这就是一种寻找特效药物的思想。"一物治一气"——一种物质、一种药物制约一种气，也就是说不同的气导致的瘟疫应该找不同的药物来进行治疗。他说："不烦君臣佐使，品味加减之劳也。"如果我们真正能实现这样的愿望就不用开复方及论君臣佐使了，这是他的期望。他认为大黄是一个祛邪治本的好药。他说："三承气功效俱在大黄，余皆治标之品也。"这也是一种寻找特效药物的思想。后来的医家杨栗山、余师愚遵从他的思想。杨栗山重视芩、连、知、柏以及大黄的应用，余师愚重视石膏的运用，都是希望寻找特效的药物。吴又可的达原饮也是体现了寻找特效药物的思想，他认为达原饮能够直捣巢穴。

他认为，邪气盘踞的膜原是"经、胃交关之所"，在经为表，在胃为里，"经、胃交关之所"就是半表半里的地方，他说"营卫所不关，药石所不及"，一般的药物到不了这个地方，要注意药物选择，要寻找一些辛烈香燥之品，直达病所，直捣巢穴，能够使伏邪松动，鼓邪外出。哪些属辛烈香燥之品呢？厚朴、槟榔、草果就是主要的药物。后来的余师愚说："所以瘟疫用药按其脉证，真知其邪在某处，单刀直入，批隙导窾。"这种单刀直入，批隙导窾，实际上就是我们瘟疫学家崇尚的及时用药，用猛烈的药物祛除外邪，透邪外出。这种祛邪药物一定要到达病所，吴又可说的厚朴、槟榔、草果，就能到达这个地方。另外杨栗山升降散的基本组成为僵蚕、蝉蜕、姜黄、大黄，僵蚕、蝉蜕能够升清，姜黄、大黄能够降浊，使得伏于里的邪气能够疏通，气机得到调畅。

并且再次强调攻击性的治疗。瘟疫学家还有一个重要的思想，他们通过使用猛烈的药物控制疾病的急性发展。这种瘟疫往往传变快，病情重，要以特异性药物为主来攻击邪气。余师愚擅长用石膏，他创制了大寒解毒之剂清瘟败毒饮。他说"不论始终以此为主方"，用大剂量的石膏来攻击邪气。杨栗山提倡守方，总方以升降散为基础，当中的僵蚕、蝉蜕、姜黄、大黄是基本药物，这些药物在他的观念当中都是大寒的，能够攻击病邪，祛邪外出。20世纪70年代有一位姜春华老先生就提出了一个概念叫截断扭转，实际上就是攻击祛邪。瘟疫学家要用一些猛药截断病情的发展，控制向危重症方向发展。

治疗祛邪重点在哪里呢？在气分。吴又可说："邪在气分，则易疏透，邪在血分则多胶滞。"这个观点对于我们后来的瘟疫治疗是很有启发的。在气分的时候容易疏通，容易治疗，在血分的时候就胶滞难解了，所以他就提出了"气分解以战汗，血分解以发斑"，不管是汗还是斑，都是希望邪气能够外透，同时使用达原饮来治疗膜原的湿热秽浊邪气，也是希望通过这个治疗"鼓邪外出"，能够"御邪深入，促顺杜逆"，帮助邪气外解。瘟疫发病急，病情重，发展快，病死率高，这些古代医家防治瘟疫的经验都为我们今天治疗瘟疫提供了很有价值的参考。

六、瘟疫学对新冠肺炎的认识

接下来我就谈一谈瘟疫学理论，我们从各个角度来谈一谈对新冠肺炎的认识。

1. 发病

瘟疫的发生，从我们今天研究来看，实际上它是由基础环境、地域环境等综合因素导致的。《黄帝内经》说："五疫之至，皆相染易，无问大小，病状相似。"就是说瘟疫是可以互相传染的，不管年老的或年少的，感染了瘟疫以后症状相似。吴又可说："此气之来，无论老少强弱，触之者即病。"说明杂气、戾气这种疫气感染人体，毒力是很强的。正因为如此，我们把它称为瘟疫。另外它的发病还跟正气有关系，《黄帝内经》里讲"邪之所凑，其气必虚"，正气亏虚是关键。

新冠肺炎有发热、乏力、干咳，白细胞总数、淋巴细胞减少，重症、危重症患者有一系列表现，这些实际上都跟内因——正气亏虚有关系。

这次新冠肺炎为什么把它称为湿疫呢？这是因为去年底到今年一二月份，气候出现应寒还暖，冬季的气候反常，容易发生瘟疫；此外武汉（湖北）地处长江地带，阴雨多湿，这样的气候环境容易导致湿疫的发生。

湿疫在临床上有两大类表现，一个是寒湿疫，另一个是湿热疫。发病类型主要与人的体质状况有关。湿疫说明了是感染湿邪疠气引起的瘟疫，具有很强的传染性。《伤寒经解》云："感湿而病，名湿温。温，同瘟……有似瘟疫也。""温同瘟"说的就是它有传染性。《温病合编》说："温疫者，温盛为疫，乃湿土中郁蒸之气，多兼秽浊，家传户染，若疫使然也。"吴又可认为是因为湿热秽浊之邪导致瘟疫的流行，由于湿邪为患，它的起病相对来说没有那么急，初期的时候可能没有明显的症状表现，这是湿邪特点所决定的。寒湿疫在吴鞠通的《温病条辨》里也有论述，他认为寒湿是"湿与寒水之气相搏也"，这是寒湿的发生原因。另外吴鞠通说湿性弥漫，本无形质，所以湿疫病机往往复杂多变，这就导致了病情变化复杂，治疗相对困难，而且容易缠绵反复。所以大家看有复阳的，有无症状的。

我们还可以了解一下这方面治疗。湿疫要以什么治疗呢？燥湿通阳为主，不能过用苦寒。

2. 感邪部位传变规律

对于病变部位的认识，我们要从瘟疫和温病角度来进行认识。温病、瘟疫初期首犯的是什么呢？肺，"温邪上受，首先犯肺"。湿邪、瘟疫之邪侵犯肺以后，在一定的情况下，可以伏藏于膜原这个地方，所以有的病人可以有邪犯膜原的表现。此外吴鞠通、薛生白都认为湿邪侵犯人体，除侵犯肺以外，还可影响到太阴脾。新冠肺炎初起有咳嗽，疾病进一步发展就伴有脾胃的症状（或初起就伴有脾胃症状），治疗上我们要补脾运脾，后面我将提到的治疗就是这个道理。再进一步发展可以影响到肾，导致肾不纳气，这时病情是很危重的。另外，邪气侵犯肺的时候还可以逆传心包，出现一些危重症。

3. 预防

针对这样一种情况，我们前期拟了一个预防的处方，考虑的就是御邪，所以有玉屏风散的影子在里头；针对病位在肺，要清肺，所以有薄荷、连翘；夹的有湿，所以有藿香。这个可以供大家参考。预防方面国家也有方案。

4. 辨治

从瘟疫学理论来认识新冠肺炎，怎么来治疗呢？我想结合前面提及的由肺及脾及肾、由肺逆传心包、初起由口鼻而入到客于膜原，治疗思路基本上已经出来了。初起的时候如果是属于太阴肺脾，我们可以考虑用藿朴夏苓汤、三仁汤甚至桂枝汤等进行加减。如果是有正气亏虚可以用荆防败毒散，或者人参败毒散来进行加减。在中期邪热壅盛、痰湿痰热阻肺要用麻杏石甘汤、三拗汤合小陷胸汤等，可用黄芩、金荞麦、连翘等来宣肺涤痰。邪气在里影响到胃肠，我们要逐邪，可以考虑大黄。这是前文提及的。瘟疫学家们重视大黄。寒热错杂可以用泻心汤来辛开苦降。到了极期，逆传心包，要开窍固脱。开窍可以用温病"三宝"，现在还有与急救相关的一些注射液等；固脱可以用人参汤、四逆加人参汤等来进行治疗。在重症阶段，如果服药不方便，可以选用颗粒剂。现在颗粒剂在临床上应用很广，使用也较方便。在恢复期，如果出现肺脾两虚，我们要考虑要补益肺脾，尤其是要防止复阳。恢复期的治疗要重视，如果伴有阴虚干咳可以合用沙参麦门冬汤；伴有余邪未尽，可以用薛氏五叶芦根汤。这个方在临床上也是很常用，有藿香叶、薄荷叶、佩兰叶、荷叶、枇杷叶等。这些都是很好的药物。

5. 湿疫复杂多变，需个体化辨证

最后我想提一点就是湿疫复杂多变，需个体化辨证。同为湿疫，有的表现为寒湿，有的表现为湿热，有的表现为阳虚，就是因为素体禀赋差异导致。这个时候我们要重视因人因地因时制宜，进行辨证施治。所以《医原》说："六气伤人，因人而化，阴虚体质最易化燥……阳虚体质最易化湿。"

禀赋不同，病情变化也呈多样性。

6. 无症状感染者治疗

大家都知道，这段时间，我们对新冠肺炎最关注的就是无症状感染者，他们没有明显的临床症状，但是核酸检测阳性。截至 2020 年 4 月 5 日 24 时，我们国家接受医学观察的无症状感染者是 1047 例，其中境外是 275 例。由于没有症状，传播具有隐秘性，发现也比较困难，存在传播的风险，是当前防控的重要对象。从瘟疫学理论来看，要用温病的伏邪理论来认识它。没有症状，但是他仍然处于感染状态，仍然感染了邪气。为什么会没有症状？那是因为正气不足。结合前文我们的认识来看，要考虑肺、脾、肾的亏虚，邪伏于里，以湿邪为主。要根据他的体质状况、其他相关表现因人而治。重点治疗我觉得还是在于扶正祛邪，扶正透邪，把伏藏于里的邪气给透出来。这是一个最重要的治疗思想。吴又可在《温疫论》里提到了主客交，后来薛生白称为主客交浑，什么是主客交呢？其实它是源于《内经》里边的思想，邪气入于机体与正气相搏结，邪气跟正气相搏，混于气血当中，就导致了邪气锢结难解，这种情况下既要扶正又要透邪，才能够改变胶着缠绵的状态。温病大家柳宝诒专门在《温热逢源》里谈到伏邪的思想，根据病人的不同情况来分析。

七、新冠肺炎病案分享

患者周某，男，45 岁，因"发热，咳嗽 9 天"于 2 月 1 日入院。没有到过疫区。入院前 9 天，患者无明显诱因出现发热、咳嗽，伴畏寒，寒战，体温高达 39℃，咳少量白色泡沫痰。胸部 CT 提示双肺多叶多发间质改变，检测新冠病毒核酸（+）。血液常规检查：白细胞 $10.11×10^9$/L，淋巴细胞 $0.6×10^9$/L，淋巴细胞百分比 5.9％。血沉 44mm/h。血气分析：pH7.345，$PO_2$76.6mmHg，$PCO_2$47.8mmHg。血糖测定 20.76mmol/L。

西医诊断为新冠病毒肺炎危重型，西医给予支持治疗及呼吸机辅助通气。

中医治疗：

一诊：2 月 1 日。干咳无痰，气喘胸闷，活动加重，食欲欠佳，二便尚可。右寸脉浮数，舌质暗红，苔薄黄。

治法：辛凉解表，芳香化湿。

处方：银翘散合藿朴夏苓汤加减。

金银花 20g，连翘 20g，荆芥 12g，牛蒡子 15g，桑白皮 15g，桔梗 15g，黄芩 15g，葶苈子 20g，大枣 9g，山楂 15g，神曲 20g，甘草 9g，藿香 15g，厚朴 15g，茯苓 30g，法半夏 15g，杏仁 10g，蝉蜕 6g，陈皮 15g，豆蔻 10g，白扁豆 15g。

二诊：2 月 7 日。发热，体温 38.5℃，咳嗽气喘，咳黄痰，盗汗，口干口淡，食入脘满，便溏，尿黄灼热，舌暗，苔黄厚腻，脉弦细。

治法：清热宣肺，芳香化湿，调和营卫。

处方：藿朴夏苓汤合桂枝汤加减。

藿香 20g，厚朴 15g，焦山楂 20g，浮小麦 50g，法半夏 15g，茯苓 30g，杏仁 18g，薏苡仁 30g，豆蔻 18g（后下），猪苓 15g，桂枝 20g，白芍 20g，金钱草 30g。

三诊：2月15日。体温正常，频繁刺激性呛咳，白黏痰不易咳，干咳，咳声不断，气喘，大便溏，舌红，苔稍黄腻，左脉细数，右脉弦滑数。

治法：宣肺清热，化湿祛邪，止咳化痰。

处方：清肺排毒合剂加减。

麻黄 9g，甘草 6g，杏仁 9g，石膏 20g（先煎），桂枝 9g，泽泻 9g，猪苓 9g，生白术 9g，茯苓 15g，柴胡 16g，黄芩 6g，半夏曲 9g，射干 9g，紫菀 9g，款冬 9g，细辛 6g，枳实 6g，山药 12g，陈皮 6g，藿香 9g，生姜 3 片。

四诊：2月21日。刺激性呛咳减轻，白黏痰多，易咳出，夜间气喘好转，舌红，苔稍黄腻，左脉细数，右脉弦滑数。

治法：益气健脾，补肾纳气，涤痰止咳。

处方：补肺汤合苏子降气汤加小陷胸汤加减。

人参 20g，黄芪 30g，红景天 10g，炙麻黄 10g，杏仁 15g，紫苏 15g，半夏 15g，橘核 15g，茯苓 15g，白术 15g，补骨脂 30g，蛤蚧 6g，鱼腥草 30g，甘草 6g，紫河车颗粒 2 袋（冲服），葶苈子 30g，黄连 8g，黄芩 15g，瓜蒌 20g。

最后简单地分享一下我治疗基层重症患者的案例，这个病例已经在相关的学术核心期刊发表了。患者年 45 岁，发热、咳嗽 9 天入院，高热 39℃，咳嗽，恶寒，胸部 CT 有明显的改变，核酸检测阳性，是个危重病例，用了支持治疗和无创呼吸机维持通气。从中医来看，最开始考虑是一个肺脾同病，我们用的是藿朴夏苓汤这一系列方，后来病情越来越重，因此要苦寒清解。前面说到了瘟疫学家强调解毒祛邪来截断病势。再进一步，我们又考虑正气亏虚，要控制重症，所以用了扶正的一些药物，如补肺汤，有健脾的药物，还有补骨脂等补肾的药物等，治疗取得了较好的效果。从这个病例大家应该体会到，第一它是湿毒为患，湿邪盛以后蕴结不解而导致病情重，所以说成毒。患者初起时候是高热，前面我们讲湿邪为患有些不热，但这个病人是高热。患者入院以后病情发展也比较快，很快就上了呼吸机，此时就要用清解的方法来扭转病势。中后期用扶正祛邪，比较完整地体现了我们治疗湿疫的基本思想。这个供大家参考。像这些重症患者，中医一定要发挥它的优势。不要以为中医是治疗慢病的，瘟疫学家所遇到的这些病往往都是重症，大家要有这个有信心，这场瘟疫已经展现了我们中医药的这个优势。

我就讲到这里，谢谢大家。

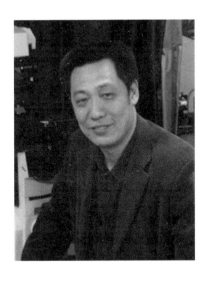

生命复杂流体与生命医学模式

韩东

韩东，国家纳米科学中心研究员、博士研究生导师，研究组组长。主要学术兴趣：纳米生物医学成像与表征、生命复杂流体与管理、生物力药理学。现任国际临床血液流变学会执行委员会委员，中国微循环学会瘀血专业委员会主任委员，世界中医药学会联合会气血分会常务理事，中国科学院仪器研制专家委员会委员，中国科学院科技创新交叉合作团队负责人。

曾主持完成科技部重大研究计划项目课题、国家自然基金委重大研究计划、面上项目以及中国科学院重大仪器研制项目。

感谢主持人的介绍、组委会的邀请，以及谷晓红教授的提携。我今天汇报的内容是"生命复杂流体与生命医学模式"。

一、软物质、复杂流体及间质

1991 年，诺贝尔奖获得者、法国物理学家德然纳（Pierre Gilles de Gennes）在诺贝尔奖授奖会上以"软物质"为题目演讲，首次提出了"软物质"这一概念，并用"软物质"这一名词概括复杂流体等一类物质，得到了学界广泛认可。之后，就把复杂流体定义为软物质。这里举个不是很恰当的例子，人、鸡蛋羹、豆腐脑都属于软物质系列。与之相对的还有"杂质"这一概念。软物质概念的提出推动了一门跨越物理、化学、生物三大学科的交叉学科的发展。软物质的基本特性有三：一是对外界特别小的作用力有一个敏感和非线性响应，二是空间缩放对称性，三是自组织行为。

人体就是一个特别典型的多级次的软物质，生命体的核心就是多级次、多相介质结构。从软物质角度来讲，与生命体有关的很多现象，还没有认识清楚。从肺的组织结构解剖来讲，固象结构只占 20% ~ 30%，所以生命流体的关键是复杂流体的操纵。中医讲的气血津气也是在强调流体，因为气是流体，血也是流体，流体在生命活动中起关键作用。对多尺度流体行为的再认识，可能引导一个新的医学模式发展。

流体体内也是一个多级次结构，宏观有血管、淋巴管、血液及淋巴液，尿路中的尿液，这些我们似乎了解得比较清楚了。微观也在尝试了解，像离子通道、水通道。但是对存在于两者之间的、介观尺度下的流体行为关注得还不够，这部分恰恰是属于结缔组织的间质生命流体，也是我们关注的核心内容。解剖学早就有间质结构概念，其由纤维网及基质构成，位于细胞与细胞间、实质功能组织之间、器官之间，形成从疏松纤维网到致密纤维间质结构的多级次网络结构。间质中充满液体，执行连接、充填、固定与营养功能。在很长一段时间内，它一直被认为是被动辅助结构。其实人体最基础的逻辑结构就是两类，一个是实质结构，一个就是间质结构。以肌肉为例，每一个纤维丝互相都不直接接触。

近几年，在《Lancet》杂志发表的文章中，研究者建议把典型的间质结构定义为第 79 个器官。2018 年发表在《Sci Rep.》上的一篇文章说发现了三焦。这些工作的开展，已经把间质结构和功能作为现在研究的前沿和热点了。间质的联通现象在 1978 年的研究中已经发现了。当时为了把微血管的上皮细胞结构搞清楚，研究人员向血管内注射塑化剂，把生物组织消化掉，再看表面结构。在这项研究中，既往认为一些小分子是从血管里面扩散到组织里，可是从塑化剂的成像来看其实是一丝一丝地运输，这一途径被定义为组织通道。在缺乏淋巴循环的颅内，脑脊液的循环也一直是个谜，循环的路径及方式仍不清楚。研究发现颅内微血管外间隙具有长程流体输运功能，大概循环一次是 7 个小时。这就解释了为什么我们要有 7 个小时的睡眠，因为它是来弥补缺失的淋巴循环功能。

二、我们的实践

10 年前，我们研究发现，在某些间质的部位里面（见图 1）注射荧光分子，其在血管外膜中有流动现象，如果我们把血管破坏掉，在间质和血管外膜之间有液体流出，这证明了在这期间真是有一些流体行为的存在。

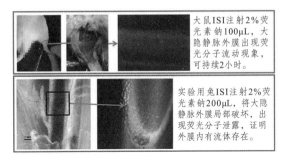

大鼠ISI注射2%荧光素钠100μL，大隐静脉外膜出现荧光分子流动现象，可持续2小时。

实验用兔ISI注射2%荧光素钠200μL，将大隐静脉外膜局部破坏，出现荧光分子泄露，证明外膜内有流体存在。

图1　首次发现实验动物大隐静脉外膜间质组织的流体行为

　　为什么这些是在纳米中心发现的呢？因为纳米不是大米，它不是物质，是尺度。为什么没有皮米科学，要有纳米科学？它是介于单个原子和宏观功能之间的区段，物理上叫介观，它的物理化学行为与宏观完全不一样。我是研究流体的，一个流体在管道里面流动，管道越细阻力越大，这是常识。我们想象，一个小小的炭纳米管，直径 0.1 ～ 0.9nm，5 个水分子能从中并列穿过去，可是在纳米尺度下里面的流动速度是外面的 106 倍。为什么在里面会产生限域空间的流体输送，它的作用方式已经不是我们宏观能够理解的，而是介观层面深度耦合引起的流体现象。

　　借着这些理论，我们做了模式化的研究。我们知道结缔组织就是纤维网络加凝胶，因此在体外实验中用电仿丝的方式制备网络架子，再填充一些亲水的凝胶，结果发现，沿着疏水纤维的表面会存在 80nm 的气层，这个气层恰恰引起了界面效应，滴加亲水的墨汁，它会缓慢地扩散，但是滴一滴油则迅速在水面上铺开，这就是界面的传输效应。这就是微尺度下的界面快速定向传输。

我们体内大多是亲水的纤维，在血管外膜超高分辨图上，可以看到在血管外膜有很多纤维素，由糖胺聚糖分子链结合起来形成的纤维团素。我们现在发现，这种糖链在体内有超润滑现象。就像河底的水草，河底的水草是有助于河水流动的，起到减阻的作用。我们也在体外对外膜做了一个实验，在外膜滴加的荧光剂能够匀速沿着点输送到更远的地方去。这一现象揭示了血管外膜在纳米尺度下的功能机理。图2是我们跟北京医院合作的关于糖尿病足的实验。糖尿病足为什么要截肢？因为血管都被堵塞住了。我们在截下的断肢间质中注射荧光剂，在断端给一个压力，可以看到荧光剂能沿着皮下进行输送。我们把间质作为一个例子，染料分子传输路线上的组织解剖学研究证实其具有取向性纤维网络结构，内部具有空间输送的行为。

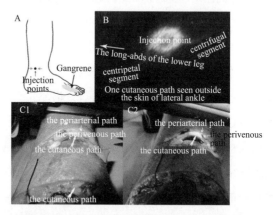

图2 糖尿病足断肢皮下疏松结缔组织染料分子长程输运现象

A.染料注射点及坏疽处；B.注射处出现的皮下荧光线；C.皮下疏松结缔组织中染料分子的传输线

我们讲到间质就联想到筋膜，广义的筋膜体系就是一个连通的扁平化的结构。2001年，西方很有名的《解剖快车》一书中说，从足跟一直到脑部都联系着经筋，筋膜的结构是连通的（图3），并且分级次。血管、神经包括淋巴管都是包裹在筋膜里。中医讲筋膜行走于分肉之间，它是直接扁平化的。血管是三维分型，相对于血管筋膜的联通是高效的二维分型。广义的筋膜是直接深入到细胞层次，联系全身的组织结构。

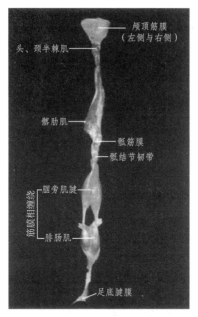

图3　新鲜尸体中分离出来的完整筋膜连线

我们向间质结构中注射纳米颗粒，大概是10nm大小的颗粒，同时在间质结构外走行的静脉中注射纳米颗粒。因为纳米技术产生之后，我们一直希望通过纳米颗粒把一些药物递送到全身去，但是由于肝脏和脾脏是纤维网络系统，把这些纳米颗粒拦住了，所以被动靶向了。我们的实验发现，注射到静脉里面纳米颗粒只能到达肝和脾。而在筋膜给药之后，纳米颗粒能够迅速达到心脏、肺、肠，它能直接通过血管外膜进入脑组织，绕开血脑屏障，为我们对脑组织的靶向给药提供一个新的方式。同时会使人联想到穴位给药。我之前就做这个工作，我们发现在穴位上给药剂量只是静脉给药的 1/10，但是效果却是静脉给药的 2 倍。我们身体里存在的间质结构是高效联通的，可以传输很多的药物，甚至干扰分子。更有甚者，肿瘤细胞也在这个结构里传输。比如很多肿瘤能迅速地播散、转移，很有可能除常规转移途径外还有间质转移这条路。

我们知道，肿瘤细胞也是组织，组织也有间质，也有筋膜包裹，假设在间质里有个肿瘤会怎么样？会发生什么情况？图 4 是黑色素瘤，它侵袭了胸大肌和锁骨，我们在间质注射液态金属，10 分钟后肿瘤就被包裹，并且液态金属也渗透入肿瘤组织中。肿瘤表面已经液化，跟胸大肌的分界线清晰。恶性肿瘤组织要突破筋膜才能扩散到正常组织，我们一直说晚期到筋膜，就是肿瘤一突破筋膜，就已经是晚期了。液态金属由于化学惰性，长期存在筋膜里了，如果筋膜是完整的，就没有办法突破过去，一旦有破坏孔隙，就会被肿瘤组织钻入（图 5）。这条界限是很明确的，我也是中国科学院仪器专家委员会的，我们也结合核磁共振成像来看每个部位的连通，恶性肿瘤破坏筋膜，实施原位的浸润，液态金属就在浸润过程中渗入。

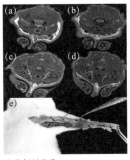

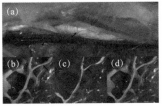

MRI结果
血管、神经束周围出现液态金属影像
（液态金属无MR信号）

大体解剖结果
沿前臂与上臂筋膜连续间隙出现液态金属条带，直接延续至腋窝处

ESEM结果
液态金属可分布于筋膜内表面

图4　筋膜间质定向联通

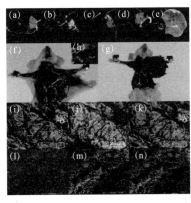

MRI结果
10分钟液态金属到达腋窝肿瘤周围

大体解剖
肿瘤被液态金属包裹，并与正常肌肉组织分离，大部肿瘤内部液化空洞，小部肿瘤被推挤至外表

ESEM结果
肿瘤组织内部已充满液态金属，肿瘤细胞消融

图5　液态金属高效靶向肿瘤组织机制

液态金属高效靶向性在乳腺癌治疗中就发挥着很大作用（图6），能够真正实现对肿瘤的高效靶向治疗。

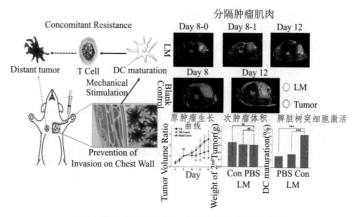

图 6　液态金属高效靶向在乳腺癌治疗中的应用

液态金属能够阻止乳腺癌侵袭胸腔，并通过激活树突细胞维持伴随免疫效应

现在科学界一说起疾病来就是肿瘤、心血管病，其实死亡率最高的还是感染性疾病。但是得了肺炎没有人害怕，因为有方法治疗，但是治不治得好不确定。我们从这点要反思现在医学模式的弊端和限制。现在是 BIO-Medicine，就是人类在某个阶段对人类习惯性的健康学思路。西医是起源于威廉·哈维的实验生理学到威尔啸的细胞病理学，再到克里克的分子生物学。随着现代科学的进步，把人看成非常精密的设备、机器，医生的工作就是修修补补，甚至置换，关注的是结构、功能为主线的健康观、疾病观。20 世纪恩格尔已经说这不能解决所有的医学问题。过分关注固象结构，诊疗标准来源于大数据统计，虽然是客观的指标，但是医生主观的判断，使疾病和患者分离。

疾病定义不准确，导致逻辑的偏失。随着软物质的逐步研究，应该提出生命医学，PEO-Medicine，"P"指人类，人类跟动物不一样，人类是世界上唯一能够站立行走的动物，拿小鼠做实验是不能代表人类的。有一位老科学家说，现代医学的最大成就就是让老鼠们患上本来不应该患的病。"E"指激发人的自愈能力。"O"代表顺应，要顺应衰老的过程。这似乎有些中医的味道。恰恰就是这样，中医几千年不变，因为那是终极理论。科学为什么一直发展？因为要无限逼近真理，每一个地方都有缺陷。中医是以中医的核心逻辑去指导新的医学方向和建立，最后再反哺中医。

我从小拜一位宫廷按摩的老师，一直在学习按摩。现在很多疾病被我们复杂化了。有些病按摩就能好，不需要大动干戈。结合到软物质的核心我才发现，软物质就是对外界的非线性反应，恰恰不像药理学那样，药越多药效越好。我们把传统按摩扩展范围，中国以手为媒介的医疗活动就是非药物疗法，原来是很土的，不借助任何东西，反倒是最具有医学道理的治疗方式。

——

三、结束语

软物质、复杂流体、限域空间物质输运为重新认识生命行为提供了新的角度与理论支撑。重视"生命复杂流体与管理"

这一生命活动的核心内容，弥补过分强调"固相结构与功能"的不足。尝试运用中国核心逻辑启迪新科学领域的建立，再反哺中医。二十年后没有中医、没有西医，只有医学。以软物质科学为基础，倡导以"顺"为核心逻辑的健康观、疾病观与诊疗观，实现"自然人"的全过程。

下　篇

临床研究

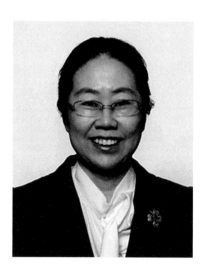

新型冠状病毒传染病辨治的原则及其注意事项

谷晓红

谷晓红，北京中医药大学教授、博士生导师、主任医师，北京中医药大学党委书记，北京中医药大学中医疫病研究院院长。教育部中医学类教学指导委员会主任委员、中国科协"中医疫病学学科发展项目"首席科学家、国家中医药管理局"中医疫病学传承创新研究团队"负责人。兼任中华中医药学会感染病分会主任委员、中华预防医学会副会长、中国老年及老年医学副会长等职务。主持科技部重点研发计划、国家自然科学基金面上项目等多项课题。多次主编全国《温病学》本科教材和研究生教材。

各位医疗战线的同道们、战友们，大家好！

这段时间面对疫情我们都在努力工作。我作为一个从事温病学科工作的学者也在其中。那么今天结合一线的同事们给我的一些信息，再根据中医温病学的有关理论，做了一些思考，可能是非常粗浅的，也希望对于我的观点，你们能给予更多的批评和指导。我今天给大家介绍的题目是"新型冠状病毒传染病辨治的原则及其注意事项"。我想通过以下三个方面介绍。

——

一、辨析要点

众所周知，新型冠状病毒传染病从 2019 年 12 月一直延续至今，已经被国家定为乙型传染病，并采取甲类传染病的预防和控制手段。

1. 病名探讨

我们如何认识这个新型冠状病毒传染病？大家可能已经感觉到，我个人的提法跟我们现在共识的新型冠状病毒肺炎有所不同。我个人认为从病名来说，新型冠状病毒肺炎这个病名不足以概括这一次冠状病毒的整个发病传变过程。我们不可否认，在危重症当中，肺是一个非常重要的病位，但是我们也能看到病毒对肝肾损害甚至导致肾衰竭、肝衰竭等，常伴一些消化系统症状。我昨天也在微信中看到有心包积液症状的病例。所以我认为新型冠状病毒肺炎这个病名可能要进一步商榷，新型冠状病毒综合征或新型冠状病毒传染病是不是更合适？而且世界卫生组织的病名就没有标明"肺炎"。

2. 发病特点讨论

从中医的角度来说，它肯定不是一种常见的温病。它是温病当中的一类具有强烈传染性的瘟疫。从疾病的概念来说，它就是疫病。它的发病特点，一个是起病急，而且传变多端，1周之内有的人就会出现呼吸困难的症状。另外它有强烈的传染性，所以把它按照甲类传染病来管理和防控。这表示它的传染性很强，由于这种传染性还导致了较大范围的流行。现在已引起全球范围的流行，我国主要是湖北省，但实际上还有几个省，像浙江、广东、湖南、安徽、河南等省份也都不少。各自还有地域性特点。不同的地域在不同的气候条件下，对该疾病的防控、管理都是差异的。当然这个病还有一定的季节性，在冬春发生率最高。现在已经进入到春天，我想还会持续一段时间，因为从冬到春，从气候的变化、五运六气等方面来说就容易形成疫疠之邪。另外，从部分患者身上，我们还可以看到这次疾病的发病特点还包括隐匿性。从温病学角度来说，对于一些病毒的携带情况，我们叫伏毒。为什么会伏？实际上可能有些人感受的病毒毒力不够强，自身正气又比较盛，毒就伏起来了。潜伏在体内也有一定的传染性，在防控中我们要重视这个情况。这个病的临床表现有普通型、轻型，也有重症甚至危重症。我们也有有效的防控、防治手段。尤其是我们中医药早期介入治疗，对轻型、普通型有很好的效果，对于重症与西医西药也有很好的协同效果。

3. 发病条件

关于发病，有病因与发病条件两方面因素。第一需要明确传染源，消除传染源。第二需要清楚传播途径。第三就是对易感人群要高度重视。传染源、传播途径、易感人群这是构成发病的三个基本条件。从中医病因实际上有外因和内因两大类。在温病学教学过程中，我们开始就讲到温病的主因是温邪，那是不是有了温邪，大家都会发生温病呢？不是。有些人不发生，因为除了外因还有内因，内外因互相作用才能发生温病。新型冠状病毒致病也有这样的一个特点。外因是疫毒之气，这是主因。所以我们在预防的时候主要要消除传染源，阻断传播途径。但是同时我们应该看到在内因当中，正气不足，卫表不固的人是一类易感人群。有一部分人肺经有郁热，比如平常见咽喉不舒服，咽红咽痛，舌苔薄黄等，这种情况可能更容易感染冠状病毒。还有一部分人是脾胃不和，也许还有停湿，这也是一类易感人群。所以这几个条件就使得我们在预防外因的同时也要调理内因。我特别想跟大家说的是所有的外感病都可能存在内伤的基础，或虚或实。当然外因仍然是主因。所以这方面我们要更加辨证地认识。从《黄帝内经·素问》到吴又可《温疫论》和吴鞠通的《温病条辨》，对于温病的发病有着很多的论述。关于发病途径，《温疫论》当中就谈到有"天受"，有"传染"，从口鼻而入，或通过皮肤、黏膜接触等途径，都可能会使人被传染，感受邪气。所以我们认为口、鼻、眼以及消化道、生殖、泌尿道这些皮肤黏膜需要被高度重视。现在尽管没有人去做这方面的流行病学研究，但是应该说所有上下窍道的黏膜都有可能成为它的感染途径。

4. 疾病病性

根据国家卫健委对此病描述，其典型症状以发热、乏力、干咳为主要表现，少数伴有鼻塞、流涕、咽痛和腹泻，重症出现呼吸困难。辨舌，苔腻是普遍征象。关于这个病的病性，似乎外人看来有不同的认识，湿热、害湿等观点实际上这并不矛盾，只不过是在不同的病人群体身上出现了相对共性的表现。我是这样认为的，第一我们要将该病跟伤寒进行区别。

在理论课教学的时候我们都谈到伤寒和温病是不同的，外感热病中分成伤寒和温病，而温病又分为两大类，即温热类和湿热类。我们看一看这个病是不是伤寒病？大家知道伤寒的感邪途径多为皮毛。初起表现为恶寒重、发热、身疼痛、无汗，舌苔白，脉浮紧。从初期症状表现和舌象脉象看，简单归为伤寒病是不合适的。我们再看是否属于温热类温病？温邪多从口鼻而入，当然还有皮毛、黏膜。温热类的温病，比如风温病表现为恶寒轻、发热、咽痛、咳嗽，脉浮数，舌边尖红，苔薄白，或者在气分有"四大一黄"（壮热、大汗、大渴、脉洪大、舌苔黄），这样看它既不是伤寒，也不是温热类疾病。但是它以肺为中心，又似乎跟风温或冬温相似。这说明在这个病的初期鉴别是有困难的，这就需要我们把它厘清。温病当中有温热类还有湿热类，这个病是不是湿温呢？我们看一下，湿温是什么表现？薛生白的《湿热病篇》提纲当中有六大主症，胸痞、苔腻、恶寒、发热、汗出异常和口渴异常。湿温病中心的病位在哪里呢？在脾胃。湿热从口鼻而入，直取中道。这类病往往是太阴内伤，然后外感湿热，内外相引，故病湿热，而且它多发病于夏秋季节。显然新冠又不是湿温，但是痞、腻、汗、热这些症状又是湿热的特点。所以我们看它虽然跟这个有关系，跟那个有关系，但是都不是刚才说的那些病，伤寒病、温热类温病或湿热类温病都不是。这是一个新型的瘟疫，就是新型冠状病毒传染病。它的病性就是湿热浊毒。从温病的角度来说，有一种瘟疫叫湿热疫，还有一种瘟疫叫暑燥疫，余师愚在《疫疹一得》中叫暑燥疫。也就是疫病也分为两大类，即温热类和湿热类疫病。有部分患者由于生活在天气比较寒冷的地区，可能会感受气候的外寒，他就有短暂的风寒表证，但是病毒属性是湿浊之性，我收集了世界各地的患者舌苔，白腻、黄腻是共性。有湿就苔腻，苔腻必有湿。湿热的浊毒还会有一些动态发展，体现在发热、咳喘等方面，但苔腻是自始至终的，所以此病多湿热证。当然有一部分的人还有一些传化，下面我们再讲。

5. 疾病病位

关于病位，我最近一直在思考，是不是仅仅在脏腑？在肺系、在脾胃、在肠、在心肝肾？现在看来还不全是。因为我们也看到有一些病人表现为寒热往来，还有一些表现为呕恶，但是吐不出东西，那到底是不是在胃呢？在半表半里之间的膜原，它的病位广泛性也使我们要考虑一个病位就是三焦膜系。从口腔到鼻咽部，包括眼结膜，这些黏膜都会感受病邪。人体的膜是整体的系统，膜遍布上下内外，从膜感受病邪以后再形成病理上系列表现。机体受到病毒侵袭，疫疠之邪导致了气机阻滞。膜在生理上是气道，是津液的通道，是元气之别使，这就是三焦膜系。对于这个病的传变规律，叶天士讲到的"温邪上受，首先犯肺"，顺传胃肠，所以顺传的时候你可以看到下利的，这是湿热下利，从肺到胃肠。还有逆传心包，导致脑病变，出现神昏谵语。当然由于肺受邪，肺朝百脉，心内附壁血栓以及心包积液，都是膜的传变。下传入肾膀胱，引起肾功能的损害甚至衰竭，也可以旁及肝，出现肝细胞损害。2003年"非典"的时候，我们最后总结也发现，病毒实际上损害的不完全是肺，也导致多脏器损害。这次新型冠状病毒同样也是多系统损害。为此我跟博士后杨冠男已经发表了有关这方面的文章，认为该病是从肺下传肾膀胱，通过少阳膜系[1]。从肺到脾、胃、肠，到肝肾，这是脏腑传变，还有一个就是非脏腑的膜系传变，可能加重脏腑的功能改变。关于膜系的传变理论，我只是提出来供大家参考，各位也可以结合临床实践看看是否可以得到证明。从病机角度来说突出一个湿热，所以临床上见舌苔腻，大便黏，胸闷脘痞，这都是湿邪阻滞气机的结果。还有乏力，有的人认为乏力是气虚，我认为早期就出现了突然的乏力，不是气虚。可能更主要的是由于湿毒阻滞气机所导致的阳气不能通达四肢，这个时候是非常紧急的，一定要开通气机。当然还有一些病人有身重、肌肉酸痛等症状，它不是关节的痛。如果是感受寒邪，寒主凝滞，关节疼痛的会更多，这也可以跟伤寒表证太阳病相区别。另外，还要突出的是热毒，无论是发热，还是病急危重易变等，都是热毒的特点。在病机上由于湿邪

[1]

杨冠男,姜欣,谷晓红.从中医膜系理论探讨新型冠状病毒肺炎的防治策略 [J] .北京中医药大学学报, 2020, 43（8）：630–635.

阻滞气机导致气郁，可以表现为上焦膜系、中焦膜系和下焦膜系及脏腑出现病变，比如说以肺为重点，出现咳喘，无论它是不是干咳，这都是气机阻闭、肺气闭阻的征象，一直到危重症，呼吸困难、呼吸窘迫综合征的出现。脾胃肠症状中脘痞、呕恶、呕吐和大便不畅，都是湿邪阻滞气机的结果。气机阻滞可以体现在很多方面，比如阻滞清阳可以出现头重如裹。病人情绪不高，淡漠，这就是湿遏清阳的一个表现，嗅觉味觉减退或消失，就是"浊邪害清"，湿阻机窍。大家可以以此类推。还能形成痰饮，可以在膜系出现，也可以在脏腑出现，我们可以在 CT 上看到间质性的表现，间质性病变也是膜的病理改变。当然咳痰也是一种表现，咳出来表明有痰，有些痰咳不出来不表明没有痰饮，还要结合现代影像如 CT 诊断。我们说要微观辨证，CT、胸片也可以说是中医望诊的延伸。还有就是瘀，由于湿浊毒邪阻闭，可以导致郁热闭阻在内，热入血络，在临床可以看到有的病人痰中带血或者咳血等。一些理化指标的改变也能支持血瘀这个病理状态，这种情况是比较危重的。还有就是虚，热毒耗伤了气，耗伤了阴，湿邪本身是阴邪，它可以伤人体阳气。所以这样一些基本病理相互影响使得这个病很复杂。

6. 传变规律

对这种疾病认识，我们不能忘了有正局，还有变局。第

［1］

《新型冠状病毒感染的
肺炎诊疗方案（试行第
五版）》

五版中医诊治方案[1]对于常证已经看得很清楚了。但是我们还可以看到该病在发展中还有一些变局，我们看到有从阳化热的，也有从阴化寒的。有的学者说它是温热性的，有的学者说它是伤寒病，可能也是从阳化热和从阴化寒等不同的角度来说的。我个人认为，感受湿热疫毒以后，中阳偏旺的人就容易化热，而且进一步还要化为温热。薛生白《湿热病篇》提纲证就说得很清楚，即湿热病的疫病也同样有湿热病的变局，有一些规律，我们可以参考。例如，"中气实则病在阳明，中气虚则病在太阴，病在二经之表者多见少阳三焦。"这就跟膜系有关系。"病在二经之里每兼厥阴风木，以少阳厥阴同司相火。"阳明太阴湿热内郁，郁则少火皆成壮火，这个时候形成表里上下充斥肆逆的状态，所以会出现耳聋、干呕、发痉、发厥，这是一类变局。还有就是从阴化寒的，中阳偏虚的人是从阴化寒。尤其有一些基础性疾病、体弱多病或者大量使用寒凉之品者也可以从阴化寒，从寒化湿。同样中阳偏旺的人在治疗当中如果用药过于温热，过于辛温，也可能促使疾病从阳化热，由湿浊为主变成湿热并重，然后再化为温热。复合多种的机体条件加治疗因素都可能促使形成这样的从化趋势。从阴化寒最后可以出现少阴虚寒之证，从阳化热可以出现热入营血，热盛阴伤，厥少同病等。这是两个不同的方向。

7. 病势辨别

在病势中我们可以看到虚实正邪对比，尤其在中期和后期的时候。在重症和危重症患者，气虚的、阴虚的、阳虚的可见到，恢复期的病人也都可以看到。前两天我们有个远程医疗会诊，看到有一位老先生就形成了气阴两虚证，可以用沙参麦冬汤、生脉散等。在疾病发展过程中，从病情上来说我们要结合轻、普通、重危和恢复分期，对病期进行一定的判断。首先要判断这个病情的轻重危，要判断这个病的顺和逆。

8. 病期辨别

病期是指疫病的不同阶段，辨病期的意义在于揭示疫病的病态阶段，以指导治疗。辨分期则强调疾病不同时期的主要病机、次要病机和兼夹病机，辨明其主要症状、次要症状和兼夹症状，并根据主要病机立法遣方，根据次要病机、兼夹病机随症加减，从而实行理法方药的连贯性。以叶天士为代表的温病学派，根据卫气营血分期辨证，较传染病学潜伏期、前驱期、发病期、恢复期的分期论述，更加精准，如同在发病期有卫、气、营、血阶段不同，为立法提供可靠的证据。对疾病进行动态分期。

在病期方面，本病属湿热疫毒为患，口鼻、呼吸道、消化道、眼结膜等黏膜为感邪的第一道关口，疾病初期病邪即相争于膜系，多脏腑受累，症状也表现多样，膜在生理上属于气道，属于气分范畴。随着病邪深入，病情加重，也会出现发热，喘憋气促，痰黄或痰中带血，大便不畅，舌红苔黄腻，脉滑数等疫毒闭肺表现。进一步发展，津气消耗，或出现病邪化热化燥，伤及营阴，邪热入血动血。甚至出现窍闭神昏，或热迫血行的吐血、衄血，或引动肝风的四肢抽搐，舌绛少苔或无苔，脉沉细数表现。病情进一步加重，气机郁闭更加严重，邪无出路，最终形成内闭外脱之危重症。

二、治疗原则

　　这个病的辨治原则，首先是要辨证施治，以方案为基础，但不唯方案是从，要知常达变，体现我们中医的三因，即因人、因地、因时。广东的一些治疗方案认为，该病偏向湿热或者温热类，所谓一人一单，一人一方。其次就是要辨病辨证结合。我们应该以中医为主导，同时也要熟悉掌握西医的解剖、生理、生化、病理等诊断，在四诊基础上扩展理化新技术的使用。我们要动态观察，关注疾病的全过程，同时也要关注传变规律，未病先防，已病防变等。包括康复。要结合西医多项检查，进行中西医深度融合。处理危重病人采用中西医结合的方法我觉得很对，如西医的氧气疗法、支持疗法，结合中医药的辨证施治。无论是 CT 片子还是白细胞以及分类，我认为都是中医诊断的延伸，在中医理论指导下的任何诊断技术方法都是姓"中"的。

对一些难治的疾病，比如呼吸窘迫综合征、脓毒性休克、凝血机制障碍等，都需要我们实事求是，客观判断，精准施法，科学施法。中西医要在不同的时期配合，比如在早期，对于普通型患者，中医还是有很好的优势，尤其在方舱医院，主导疗法就是中医药。但到危重症的时候，我们一定要中西医协同作战。

多说一句，关于一病一方也要高度关注的，因为任何病都有其基本病机，随之产生基本治法，基本方药。这有利于大流行时的快速救治。所以"一病一方"。"一人一方"是两个角度，不可偏废，应相互为用。

我想在这里谈一谈治则。

1. 祛邪为第一要义

祛邪，这是在瘟疫治疗当中必须遵循的原则。我们用芳香的、辛凉的、辛温的、表里双解和攻逐邪下的药物和解表里、分消走泄、开达膜原、通瘀破结，这些都属于祛邪治则下的一些方法，目的是使得腠开、窍通、邪出，使得我们机体的气血通和，也就是膜系通和。膜系通和病邪就没有了传变的途径，病毒就不容易传变。

下不厌早，不是指使用大量的承气辈。下不厌早是要给邪以出路，是要在这种指导思想下用药。

2. 扶正抗毒

扶正的依据是机体有这样那样的不足，所以才要扶正抗毒。补气也好，养阴也好，温阳也好。

3. 通和三焦膜系

我认为通和三焦膜系很重要，它可以调理脏腑气津血，调节气机，活络化瘀，化痰散结等，这都属于化毒法。我们每一位医务工作者在面对病人的时候，都需要以病人的动态变化为依据，这是我们辨证立法用药非常重要的指导思想。在这个指导思想下，我们也要注意用药禁忌。

三、治疗注意事项

1. 要慎用辛温解表药，例如麻黄、桂枝等，包括西药的美林等。如果不是表寒，过用了辛温之品容易导致一些不良反应，形成误治。古代医家关于这方面也有很重要的论述。

2. 要慎用苦温辛燥之品。在湿浊较盛的情况下，尤其是急需通达疏利膜原时需要用。但是要注意用药配伍和剂量。比如达原饮"三剑客"包括槟榔、草果和厚朴，但同时有白芍、知母配伍。所以配伍我们一定要注意，避免苦温辛燥辛香之品耗伤阴血，从阳化燥，用这些药物要注意用量，中病即止，要不断地更换方药。

3. 不能过量使用苦寒咸寒之品。大量使用清热解毒之品是不合适的。不仅在预防的时候不合适，在治疗过程当中也必须有是证才能用是法是方。从临床角度来说，抗生素也属于寒凉之品，大量的输液可能也是过用寒凉，尤其冬季冰凉液体输入体内也会伤阳，都要适可而止。不能妄用苦寒咸寒之品，因为它可以导致一些问题，比如阻气伤阳。气机阻滞会导致病人更加郁闷，肺胸之气郁闭的话，呼吸困难更加严重。当然还有其他气机，五脏六腑的气机。整个膜系气机如果阻闭的话，人就会陷入一个很危重的状态。

4. 慎用攻下之品。见阳明腑实证，但我们要用攻下法，比如宣白承气汤等，也要注意不能过度。妄用攻下就可能损伤脾胃，导致邪气更加内陷。应采用微下轻下之法，中病即止。叶天士在《温热论》、薛生白在《湿热病篇》中关于这方面都有论述。

5. 要密切关注病情发展。危重病人的变化发生于瞬间，所以大家在临床上可能看到内陷厥阴或气分入血分的情况，要结合多项临床化验指标，进行动态观察。这种变化可能比我们有些症状或者舌、脉更早一些出现。所以大家要注意中西医临床体征、指标互参，密切观察病情发展进展。

总之抗击疫情是一个阻击战，更是持久战。我们要想打赢这场阻击战，就要具有担当精诚、开放包容的心态，科学严谨的态度，尽职尽责的精神追求。现代医学需要中西医和多学科协同。我们希望通过这场疫情，在医学方面创建一个新冠传染病的诊疗范式。我们相信中西医协同足以面对这样一个新疫病。在这种情况下，我们会继续守正创新，传承古代中医精华。同时通过这场疫病，我们发现我们的理论需要创新，我们的临床治法也需要创新。中医在整个疫情诊疗过程中要积极主动全过程、全方位地参与，甚至在某一个阶段我们要发挥主导作用，我们坚信未来中医也一定会发挥更好的作用。我们一起努力。

　　谢谢大家。

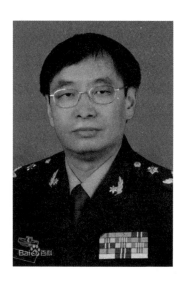

中医药防治传染病与安全用药

肖小河

肖小河，解放军总医院第五医学中心研究员、博士研究生导师，中西医结合肝病诊疗与研究中心主任，全军中药研究所所长。

全军首批科技领军人才培养对象，国家中医药管理局临床中药学重点学科带头人，国家中医药管理局中医药防治传染病重点研究室主任。主要从事面向临床的中药标准化研究，先后主持国家"重大新药创制"科技重大专项、国家"十一五"科技支撑计划、国家863计划、国家973计划、国家杰出青年科学基金等科研课题20余项。

衷心感谢谷晓红教授邀请我与大家交流，今天我分享的题目是"中医药防治传染病与安全用药"。

一、新时代中医药发展的机遇与挑战

大家可以看到，近二十年来中医药的发展取得很多重要的成就，在国际舞台上也逐渐得到认可，包括获得诺贝尔奖，颁布《中医药法》，ICD-11[1]将中医药纳入分类条码等。今天，中医药迎来了前所未有的发展机遇，党中央非常重视中医药工作，形势一片大好。但是反过来思考，中医药的春天已经到来了吗？从政策、医院、药房、产业等方面来看，目前《中医药法》的政策红利未见，中药在临床治疗中的地位下降，上市的中药新药数目少之又少，中药产业对投资

[1]

ICD-11：国际疾病分类第 11 次修订本。国际疾病分类（International Classification of Diseases, ICD），依据疾病的病因、部位、病理、临床表现等特征，按照规则分门别类，用字母和数字代码来表达，将疾病进行国际通用的统一分类，是确定全球卫生趋势和统计数据的基础。疾病转换成代码，实现数据可存储、检索、分析和应用，使卫生专业人员能够通过一种通用语言交流世界各地的卫生信息。

的吸引力锐减，这些现象突出了一些尚待解决的问题，说明当下我国中医药发展尚处于"春寒料峭"阶段。另外，尽管中医药已纳入ICD-11，但是国际上对中医药安全性、有效性的质疑声仍此起彼伏。

造成这种现状的原因是什么？是中医药不行还是中医药人不够行？不同的人有不同的理解，我觉得中医是行的。凡事讲究天时地利人和，中医药学的"天时"是其发展的桥梁，如现代精准医学可与中医辨证论治思想相得益彰，现代预防医学可与中医治未病理论相得益彰，"地利"则体现在党和国家的充分关注与重视及中华民族能够充分应用中医中药上，哪方面可能还不够理想呢？我觉得是"人和"，即中医药人内部之间是否形成共识，中医和西医之间是否和谐。目前，在百花齐放的同时，百家学说之间存在矛盾和争论，很多政策没有完全落实，尚未形成以人民健康为导向、以中医为载体的人类命运共同体。

发展中医药要"不忘初心，牢记使命"。中医药的初心和使命是什么？首先要明确中医药发展是事业，防病治病是为人民健康福祉服务，然而很多专家和领导把它看成产业。其次中医药行业发展过多考虑经济效益，忽略了社会效益。中医药科研工作往往不是为了解决问题，而是发表论文，这是很严重的问题。我们应该向马云的阿里巴巴学习，他们的公司使命是"让天下没有难做的生意"，提出创造1亿就业机会，帮助1000万家中小企业盈利的愿景，这种高大上的情怀关注了每个国家领导人包括联合国秘书长都想解决的问题。心有多大，舞台就有多大。发展中医药要以人民健康为中心，增强患者获得感，提高患者满意度，为解决全球卫生健康问题贡献更多的智慧和力量，这是中医药发展的初心和使命。

新时代中医药科学发展讲究"五要五更要"。一，要做铁杆中医，更要做科学中医药人；二，要重视行业发展，更要关注社会使命；三，要重视保健价值，更要突出治疗价值；四，要关注有效性，更要关注安全性；五，要外化式发展，更要内涵性建设。其中第一点强调的是传承精华，二至五则强调守正创新。屠呦呦教授就是"传承精华，守正创新"的典范，受《肘后备急方》中"青蒿一握，以水二升渍，绞取汁，尽服之"的启发，成功提取青蒿素，非常了不起。屠呦呦教授从中医典籍得到启示，这为其研究抗疟新药提供了思路。蚊子是疟原虫传播的媒介，青蒿浸泡绞汁全部喝下后可能产生某种阻断的作用，用生物靶标来解决问题。这是守正创新。中医也好，西医也好，大家不要认为研究药学就是改变传统工艺，需要注意医与药不可分，医学也不分文与理。

另外，中医药发展的基石是五种资源。一，独特的医疗卫生资源；二，潜力巨大的经济资源；三，具原创优势的科技资源；四，优秀的文化资源；五，重要的生态资源。中医药在治疗四大类疾病，即常见病多发病、重大慢性疾病、新突发传染病和恶性肿瘤方面有很好的前景，需要我们充分利用资源，发挥优势。

二、中医药防治传染病的历史贡献

近代以前中医药发展分为三个阶段。一，秦汉时期奠定基础：《黄帝内经》奠定了中医理论基础，《伤寒论》奠定了中医临床基础，《神农本草经》奠定了中药学基础。二，唐宋时期初具规模：《新修本草》是第一次政府颁布的药典，《太平惠民和剂局方》促进临床方药学的发展，金元四大家学术争鸣体现了临床医药学术的发展。三，明清时期达到鼎盛：《本草纲目》促进中医药学大发展，《证治准绳》《景岳全书》促进中医药学系统化，《温病条辨》《医林改错》体现了新的学术思想，《医学衷中参西录》是中西汇通医学思想的萌芽。其间形成了最具代表性的四大经典，即《黄帝内经》《神农本草经》《伤寒论》《温病条辨》，其中后两部为临床诊治经典，且均在传染病诊治方面彪炳史册。东汉张仲景著《伤寒杂病论》，确立六经辨证体系，系统载述多种外感疾病及杂病的辨证论治法则，形成了防治传染病的系列经典方，如麻黄汤、麻杏石甘汤、桂枝汤、白虎汤、大青龙汤、小青龙汤、大承气汤、小承气汤、大柴胡汤、小柴胡汤等。清代吴鞠通著《温病条辨》，创立温病学说，提出三焦辨证纲领、卫气营血理论，创制了可用于传染病急救的系

[1]

种牛痘：一种疫苗接种法，使用刺破法或压迫法对牛痘苗的接种。牛痘病毒和天花病毒共有交叉反应抗原，可诱发机体产生自动免疫以预防天花，对1～2岁儿童做初次接种最安全，每隔3年需再接种。

[2]

出自世界卫生组织（WHO）和中国国家中医药管理局联合主办的"中医、中西医结合治疗SARS国际研讨会"，2003。

[3]

Wang Chen, Cao Bin, Liu Qing-Quan, et al. Oseltamivir Compared with the Chinese Traditional Therapy Maxingshigan-yinqiaosan in the Treatment of H1N1 Influenza: A Randomized Trial. [J]. Annals of Internal Medicine, 2011, 155（4）.

列经典方药，如银翘散、清营汤、安宫牛黄丸、紫雪丹、至宝丹等。在大灾大疫的社会背景下，治疗传染病的医生非常了不起，他们不仅用药治疗疾病，而且防控传染感染，在促进医学大进步的同时彰显苍生大医情怀。

从某种意义上说，人类繁衍生息的历史就是人类不断同疾病和自然灾害斗争的历史，而疫苗作为控制传染性疾病的重要措施是人类发展史上具有里程碑意义的事件。人痘接种术始于中国明代，起于明隆庆年间，17世纪普遍推广，清代吴谦《幼科种痘心法要旨》记述了痘衣、痘浆、旱苗、水苗等多种预防接种方法。18世纪中叶，人痘接种术由我国传遍欧亚各国，1796年英国人詹纳受其启示，试种牛痘[1]成功。青蒿素的发现与研制也是源于中医药的智慧，是传染病治疗的重大成果。

在座很多人都曾参与治疗非典（SARS）。WHO认可中西医结合治疗SARS的疗效[2]，并表示中医药治疗SARS安全有效且具有潜在效益，能减轻SARS病人的乏力、气短、呼吸急促等临床症状，促进肺部炎症吸收，使异常波动的SaO_2趋于稳定，减少谷丙转氨酶、乳酸脱氢酶和尿素氮异常发生率等。中西医结合抗击甲流（H1N1）是中医药走向世界过程中具有标识意义的重要事件，研究表明[3]，临床有效率中西医结合大于中药汤剂大于西药。

　　新突发传染病，看起来似乎不用太关注，其实它的传播速度快、途径多，对现代人类生命健康的威胁不减。虽然 20 世纪中叶人类在战胜传染病方面取得巨大成就，如鼠疫、天花、白喉等疾病逐渐被控制。抗生素的发现也将人类的平均寿命延长了十年。但随着社会全球化发展，生物安全形势已越来越严峻。以前非洲的传染病传播到中国要半年的时间，现在只需要一天。病毒和细菌不断进化，突变、逃逸、隐匿、消失，人类越打压，它越"美丽"。所以防控传染病已成为国家生物安全第二大挑战，第一是生物武器。

　　当今防治新突发传染病需要中医药更深度、更主动参与。中医药强调整体调节、辨证论治，关注扶正祛邪，中药涵盖传统汤剂、复方配方颗粒、中成药等诸多剂型，可多成分、多靶点、多功效防治传染病。我院积极建立中西医结合防治传染病机制，及早介入，主动介入，有效介入，努力做到主动治愈。中西医结合防治重大传染病军民融合式发展战略联盟也落户我院，军地联手多次制定中西医结合防治新突发传染病机制和方案。2014 ～ 2015 年，302 医院组织首次中医药走出国门抗击新突发传染病埃博拉病毒感染。埃博拉病毒感染病死率高，中医药可以缓解埃博拉病毒导致的机体各项不平衡，通过免疫机制促进疾病的康复，虽然我们没有进行统计学检验，但是总体来说效果不错。

三、针对传染性肝病，我院自主研发系列特色疗法和新药

　　针对高黄疸、慢重肝、肝硬化、肝癌等重大疑难肝病，我院自主研制开发系列特色治疗方法和新药，为患者提供有力的治疗手段。我院走出一条中医药双向转化医学之路，即临床 - 实验室 - 临床模式，从协定处方到科研制剂，再到医院制剂，最后形成国家新药，通过创新新药研发协同机制即医、产、学、研一体化，开发了系列药物，针对传染性肝病不同阶段，形成较规范的中西医结合诊疗方案。其中六味五灵片、赤丹退黄颗粒、复方鳖甲软肝片三种新药获得国家证书，正肝清黄片、姜参胶囊、波棱滴丸、苷泰胶囊、软肝利水巴布剂五种新药获得临床批文。

　　六味五灵片，用于治疗各种慢性肝炎，属国家医保品种。其疗效确切，对多种原因所致肝损伤有保护作用，能抗肝纤维化，逆转早期肝硬化，有一定的抗乙型肝炎病毒作用，其成分和机制基本清楚，获得中华中医药学会重点推荐。赤丹退黄颗粒首创淤胆型重症肝炎治疗新方法。解放军302医院汪承柏教授首创"凉血活血重用赤芍法"治疗重度淤胆型肝炎（高黄疸）并取得重大突破，总有效率89.7%，并获国家"八五"科技攻关重大成果奖。成功研制我国首个专治高黄

疸新药赤丹退黄颗粒，填补国际空白，其为临床一线治疗药物。重用赤芍达 60～300g，突破了千余年"茵陈治黄"的传统疗法，为中医药精准医疗在诊断、治法和剂量方面树立了典范。复方鳖甲软肝片是首个治疗肝纤维化新药，临床疗效较好，已引入医保。

需要注意的是，目前虽有很多治疗乙肝的药物，但耐药患者逐年增多给肝病治疗带来挑战。临床采用多个本土药物联合使用，在一定程度上缓解了衰减的单一靶点问题，但难以从根本上解决 HBV 耐药问题，寻找新的抗耐药 HBV 治疗策略已成为肝病领域的重大课题。研究发现，与直接靶向 HBV 和靶向宿主蛋白治疗相比，基于免疫系统的抗 HBV 途径，可以激活先天免疫抗病毒，从而激活获得性免疫反应，有望彻底清除 HBV 感染。现已初步揭示多种中药活性成分的抗 HBV 和耐药 HBV 作用及机制。前些年我们做了一个国家自然科学基金重点项目，"基于免疫调控的山豆根治疗乙型肝炎的作用机制及物质基础研究"[1]，发现山豆根通过免疫调控、抗病毒、保肝抗炎来抑制 HBV，抑制肝纤维化。现阶段我们正在研发多组分的中药。另外，通过国家重大传染病专项工作，我们发现中西医结合治疗可显著降低肝衰竭的病死率和并发症。最近我中心的中西医结合治疗肝衰

[1]

2013 年国家自然科学基金重点项目（No. 81330090）：基于免疫调控的山豆根治疗乙型肝炎的作用机制及物质基础研究。

竭被写入欧洲肝脏研究学会（European Association for the Study of the Liver，EASL）指南，引用的唯一文献[1]是我们课题组的成果。

[1]

Guo Yu-Ming, Li Feng-Yi, Gong Man, Zhang Lin, Wang Jia-Bo, Xiao Xiao-He, et al.Short-term Efficacy of Treating Hepatitis B Virus-related Acute-on-chronic Liver Failure Based on Cold Pattern Differentiation with Hot Herbs：A Randomized Controlled Trial.[J].Chinese Journal of Integrative Medicine, 2016, 22(8)：573-580.

[2]

WHO Global Patient Safety Challenge：Medication Without Harm.WHO/HIS/SDS/2017.6.

四、药源性肝损伤评价与安全用药

我们积极创建以药源性肝损伤为代表的中药药物警戒技术体系，为解决传统药物安全用药国际性难题提供"中国方案"。药物安全性问题是全球性的挑战，每年约 1.3 亿 [2] 例不良事件发生，而中药的安全性问题，攸关用药安全、行业发展和国际形象。我国是全球最大的中草药资源大国、生产大国、消费大国、出口大国。中药安全问题不仅是医疗和科技问题，还是社会、经济乃至政治问题，是最广泛的命运共同体。

中药的不良反应从靶器官来看是肝损伤偏高，比如何首乌事件，社会上普遍关注。有报道表明中草药是导致中国大陆肝损伤的首要原因，我们以此为突破口开展研究。肝脏是人体的主要代谢和解毒器官，药物口服吸收后通过肝脏进入血液，所以肝脏常常是药物性损伤的主要受累器官。无论中药，还是西药，而绝大部分中药都是口服制剂，肝损伤容易出现 。破解中药安全性难题，需要建立一套符合中医药特点的药物警戒技术体系，力争 5～10 年的时间使中药肝损伤的不良反应从尚不明确到可防可控。长期以来，药物性损伤的客观诊断是国际性难题，而中草药肝损伤成因和诊断比化学药物更复杂。现在中药品种太多，联合用药太复杂，质量生产不规范，很多人不愿意承认中药的毒副作用，其实中药虽是天然的，但不等于无毒副作用。

我们创建了药源性肝损伤精准评价方法和标准，即整合证据链法（IEC），科学厘定患者肝损伤与药物、中药、具体品种之间的因果关系，而不是现在常说的"不是西药就是中药"。通过提升指标的检查，特别是体外化学标志物和生物标志物来确定和创建中草药肝损伤疑似诊断、临床诊断、确定诊断的三级标准。同时建立产生药物性肝损伤的药物构成比分析新策略，即三级分类比较法，把中药、西药分别归类，进行比较，以科学准确地评价中草药在我国药物性损伤中的"贡献"。一级比较即大类比较，中草药与化学药与生物制剂；二级比较即小类比较，如清热解毒药与抗生素；三级比较即品种比较，如雷公藤制剂与对乙酰氨基酚。关于肝损伤相关药物的构成比，我们做了调查研究，中药约 5%，西药约 95%，说明中药的安全性较好。但也存在问题，一是中药品种非常分散，二是没有说明某中药会不会造成肝损伤，三是获益与风险相比有时不理想，如本来是治疗感冒或者保健用药，结果直接导致肝损伤，说明中草药肝损伤风险防控难度更大。

[1]

Neil Kaplowitz.Herb-Induced Liver Injury: A Global Concern［J］.Chin J Integr Med 2018, 2018, 24（9）: 643-644.

国际权威专家高度评价 IEC 方法[1]，认为 IEC 是重要的方法学创新，三级诊断方法具有很好的逻辑性及合理性，在中草药和食品补充剂致肝损伤规范评价方面迈出了重要一步。基于 IEC 法，我们创建中草药肝损伤评价的"学会－国家－国际"三级标准体系，领衔制定中华中医药学会《中草药相关肝损伤临床诊疗指南》，本《指南》的颁布在规范和加强中药的安全性管理方面具有里程碑性意义，获得广泛关注。欧洲如今也在采纳我们的意见，邀请我们参与制定《国际药物性肝损伤防控指南》，负责传统药物部分。这为国际药物性肝损伤标准制定赢得了话语权。

几千年来，中医药安全性问题一直受到重视，如"神农尝百草，一日遇七十二毒"，划分中草药为上品、中品、下品，无毒、有毒、大毒，总结配伍禁忌十八反、十九畏等。现代研究发现，何首乌确实存在肝损伤，属于特异质肝损伤，并且是免疫特异质肝损伤。我们首次发现何首乌免疫特异质肝损伤易感基因，找到何首乌肝损伤易感人群的免疫代谢组学特征，发现何首乌肝损伤与二苯乙烯苷和蒽醌类成分有关，提出中药（何首乌）免疫特异质肝损伤"三因致毒"机制。研究表明，何首乌仅对极少数人群有风险，对绝大多数人是安全的，提示我们中药安全风险防控可从"以药找毒"向个性化用药控毒转变。我们建立了国际最大的中草药肝损伤/药物性肝损伤数据库，研发了全球首个安全用药网络查询共享共创平台，促进药品安全风险防控策略从政府指令性监管为主，向全民共享共治发展转变。同时发起成立首个传统药物安全用药研究国际联盟，创建以药物性肝损伤为代表的中药药物警戒技术体系，推动中药安全风险防控从被动走向主动。通过我们的努力，希望能够使传统医药全球共享。

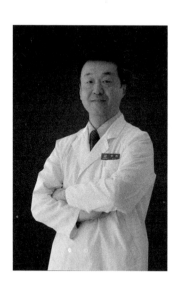

感染性疾病的中医药临床研究和转化体系建设思路

李　昂

　　李昂，医学博士，北京地坛医院院长、主任医师、教授、博士研究生导师。为国家感染性疾病质量控制中心主任，首都医科大学传染病学系主任，中国医师协会体外生命支持专业委员会副主任委员，北京中西医结合学会急救专业委员会主任委员，北京医学会危重病医学专业委员会副主任委员，中国民族医药学会传染病分会会长，北京医师协会重症医学分会副会长等。

尊敬的各位领导，各位同道：

今天我向大家汇报的是地坛医院感染性疾病中医药临床研究和转化体系建设方面的思路。这绝不是我个人的成果，而是整个团队长时间探索的阶段性成果。我将从五个方面向大家汇报。

一、科研成果转化是国家战略目标导向

我们先讨论一个关键问题——国家战略导向。现在我们面临着中美贸易战，这样的局势确实带来了很多麻烦。但是斟酌考虑之后，我们能明白其中利害。举个例子，相信我们的前辈们更了解，在座的临床大夫们应该也都听说过，一种临床常用的抗生素——Gentamycin，又叫庆大霉素。一开始我也以为庆大霉素属于进口药，但后来才知道，庆大霉素其实是中国自主研发的药物。从 1965 年到 1969 年，我们的前

辈们为了迎接"九大"[1]一直在研究这个药。尽管现在发现庆大霉素有耳毒性、肾毒性诸多问题，但它是中国第一个科研转化成果，值得我们铭记。1969年到2019年，风风雨雨五十年，咱们有什么新的研究成果吗？去年广州的老师们介绍了一种自主研发的新型β-内酰胺类的抗生素，据说对超级细菌有效，但是到现在为止我们尚未见到它应用于临床。为什么这几十年新成果罕见？因为我们在此之前没有什么压力。而1969年正好是中美关系、中苏关系都恶化的时候，除了自主研发我们别无他法。中国人的特质就在于逆风翻盘的韧性，如果把我们逼急了什么样的目标都可以达到。就在昨天还报道了"一箭六星"，既然技术难度如此之大的"一箭六星"可以成功，为什么我们的抗生素研究依旧没有进展？现在有人卡着我们的脖子了，近几年中央还出台了大量文件[2]，我们可以体会到国家在战略上鞭策着甚至是逼迫着我们加快科研成果转化的进展。

——

二、临床研究与科技成果转化要点

临床研究是我今天要汇报的第二个重点。临床研究的成果转化怎么去做？首先要加强临床研究平台建

[1]

"九大"是中国共产党第九次全国代表大会的简称，于1969年4月1日至24日在北京举行。

[2]

《促进科技成果转移转化行动方案》《促进科技成果转化法》《实施〈促进科技成果转化法〉若干规定》《国务院关于印发国家技术转移体系建设方案的通知》（国发〔2017〕44号）《关于加强卫生与健康科技成果转移转化工作的指导意见》（国卫科教发〔2016〕51号）。

[1]

药物临床试验质量管理规范（Good Clinical Practice，GCP）

[2]

1965 年 4 月，我国从山莨菪中提取的一种生物碱，代号为 654。其人工合成制品简称为654-2（山莨菪碱-2），又名消旋山莨菪碱片。

[3]

P 值（P value）是统计学中检验零假设成立的可能性。P 值若与选定显著性水平（0.05 或 0.01）相比更小，则零假设会被否定而不可接受。该研究 P>0.05，不拒绝零假设，使用 654-2 的患者与不使用该药的患者死亡率差别没有统计学意义。

设，整合资源，促进发展。临床研究的平台不仅是我们经常提及的伦理委员会、GCP 中心 [1]、大数据中心、生物样本库、检测中心和研究型病房，所有体系都应该为临床服务，成为临床研究的支撑。但是，目前临床研究实现了成果转化的有多少？举个例子，中国每年大量的博士研究生、硕士研究生进行了大量的临床研究，其中有多少研究能因为阴性结果促使我们抛弃这种干预措施？我早前在友谊医院工作的时候，654-2 [2] 的使用是极为常见的。大家应该也都知道，它可以活血化瘀、改善微循环。我当时和另一个师兄在病案科整整泡了一周查病案，就为了比较用 654-2 和不用 654-2 的患者的存活率和死亡率。我们通过卡方检验最后得出 P 值 [3] 是 0.053。后来我第一次跟着导师去日本学习，这个结果被我的导师汇报给了所有与会同道：654-2 可以改善微循环，但是对死亡率没有影响。从那以后，友谊医院的 ICU、感染内科再也没有出现 654-2 的提前使用。我想强调的是，临床研究的结果是可以发光发热的。科技成果转化的目的不仅仅在于出售某种产品或者技术，更重要的是研究结果指导临床实践。

临床研究还需要创新体制机制，完善医药产业创新链、技术链、服务链。这一体系包括 5 个组成部分、15 个平台（图 1）。在这 15 个平台中，地坛医院只达到了 8 个平台的建设标准，其余几个方面我们都做得不好。也许有人会问，地坛医院这么多专家，为什么你们仍然觉得没有临床专家团队？因为我们的专家没有形成评估临床研究的团队体系。我们不能掩耳盗铃。另外，我想强调，从探索发现到技术培训和学术推广，无论哪个部分都需要满足一个先决条件——研究结果的认可度，也就是研究结果的可重复性。咱们的研究结果能被别人知晓并且认可吗？研究出来的结果可以被重复出来吗？先不说"研究成果"，如果我们的"研究结果"无法被认可、无法被重复，这将会是一个很麻烦的问题。

- 伦理中心   ■ 临床专家团队
- 动物实验基地 ■ 中国循证医学中心
- 药效实验基地

探索发现 临床前研究 临床研究 评估评价 技术培训 学术推广

- 国家重点实验室 ■ GCP中心 ■ 技术转移中心
- 省市重点实验室 ■ 临床试验注册中心 ■ 继续教育培训
- 临床研究中心 ■ 干细胞临床研究中心 ■ 联盟单位
- 开放实验室

图 1　临床研究的创新链、技术链、服务链

说完临床研究，我们再来谈临床研究的成果转化。科技成果转化需要依靠医、产、学、研、资、用协同模式（图2）。我把这种协同模式的内涵分成了两个层次。第一层是科研项目的咨询评估、临床研究服务和会议培训。任何一个研究机构的老师们集体配合应该都能做到这几点。第二层是科研项目的精准对接、推荐落地、融资服务和政府服务。无论是作为一个医院管理者还是作为一个临床大夫，我认为我们这三点做得不够好，或者说必须借助其他机构的力量。尤其是在融资相关问题上，我们对经济和金融的了解是微不足道的。有一个特别经典的反面案例：我们的同道，北京医院管理局下属的一家医院以一块钱的价格售出了一个特别有价值的专利。我不知道那个公司依靠这个专利具体获得了多少利润，但据说买到这项专利的公司后来凭借它得到了上亿元的收入。积水潭医院的田伟院士研发的骨科手术机器人是一项具有重大意义的研究成果，但也因为没有认识到科技成果可以转化为巨大经济价值，差点被拱手让人。

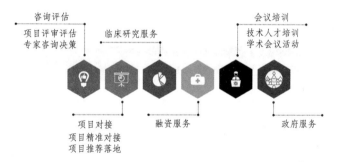

图2　科技转化的医、产、学、研、资、用协同模式

三、地坛医院的转化建设探索

科技成果的价值是巨大的，如何实现科技成果转化是我们要思考的关键问题。接下来我向大家分享地坛医院的转化建设探索。地坛医院的转化建设还存在许多不足，所以只能说是"探索"。

首先是要完善科技转化制度。地坛医院从 2016 年开始出台了一系列科技转化制度。制定制度的目的是具体实施的时候有法可依，重点在落实制度。大多数情况是，制度出台之后，一份份文件就这么放进了柜子，只偶尔拿出来看一看。我们究竟有没有真正干实事？也许有，但现在看来似乎做得不是很好。但不管怎样，我们是在朝这个方向努力的。

专业化的机构和团队也是科技转化建设必不可少的。地坛医院成立了一个科技成果转化与技术转移工作委员会，下设技术转移办公室，专门负责科技成果转化相关工作。设立专门的机构就是为了实现专人专项负责、定期汇报。地坛医院最"狠"的时候要求一周汇报一次项目进展，毕竟反馈、调节甚至是督导在成果转化中至关重要。当然，我们也离不开优秀的专家团队。一方面要形成有医学专家、基础研究专家、管理专家、知识产权法律顾问、企业负责人、投融资机构专业人员组成的专家顾问团队，另一方面还要增加具有专业背景、熟悉知识产权法律事务、合同管理、财会审计等相关领域的专职人员。此外，采用"请进来、走出去"的方式，邀请专家进行院内辅导或组织院内人员外出培训也是特别重要的。相关的资金、仪器的支持也必不可少。

另外想跟大家分享的是地坛医院的研究型病房的建设。研究型病房的职能在于制定诊疗规范、承担临床研究，从而立足于医疗质量管理、人员培训和护理研究等方面探索转化医学的运行模式。我们主要谈谈研究型病房的临床研究职能。临床研究工作始于研究选题，然后是方案设计、项目实施、跟踪随访、数据分析、论文撰写，最后是成果转化。很多同道苦于找不到合适的研究选题，一直在流行病学和分子生物学中努力挖掘。其实有很多潜在的研究对象就在我们眼前。比如地坛医院目前正在准备着手流感的临床研究。其实早在一年前我就萌生了研究流感的想法，再加上地坛医院每天 150 ～ 200 位的流感患者就诊，看似万事俱备，然而这一年来未见成果。经过认真的思考与反省，我认为问题出在管理者身上。我应该号召从急诊到病房，从检验科到影像科，每一个科室都参与到这个项目中。这其中还涉及流感常用中成药的临床应用要点的培训，在此不再赘述。只是想向大家强调，临床研究其实就在我们身边。我们要做的一是观察、思考，捕捉现有研究的空白点或薄弱点；二是要学会发挥团队的力量。另一个我更重视的环节是临床研究的质量控制。它包括 SOP[1] 的修订和执行、方案审核讨论、受试者保护体系的构建、数据质量管理到全链条质控管理和两院区急救绿色通道。质量控制的执行存在许多悬而未决的问题。比如中医讲究望闻问切，但是中医脉诊至今没有统一标准。那么临床研究中由谁来实现脉诊的质量控制？如何实现？依靠高年

[1]

标准作业程序（Standard Operating Procedure，SOPs）是在有限时间与资源内，为了执行复杂的日常事务所设计的内部程序。

资的老师可以实现吗？不一定。那么如何让我们的研究结果得到中医学界乃至整个医学界的认可？这是研究型病房建设的关键问题之一。我们的研究型病房分为筛选病区、试验病区和功能区域。筛选病区包括五个筛选功能室，配备筛查系统和体检设备。试验病区现在有两个，52 张床位，实现全封闭管理，每年为医院创造的收益高达几千万元。团队建设方面，我们有 I 期病房负责人，都是有药学或免疫学研究背景的博士或研究员；我们有危重症专业背景的专职研究医生 5 名，具有丰富的临床经验；有专职研究护士 13 名，都有危重症护理培训经历；此外还配有专业的药师和监察员团队。除此之外，研究型病房的人才队伍中还应包括临床协调员（Clinical research coordinator，CRC）和负责研究双方权益保护的人员或机构。地坛医院上周开办了一个可以说是最大规模的 CRC 培训，受到广泛认可。但由谁负责受试者和医生的权益保护，这也是研究型病房建设的悬而未决的问题之一。

我们的研究型病房开展的项目多由企业发起，以院企合作的形式开展。虽然地坛医院是传染病专科医院，但在院内开展的临床研究中，除了感染类疾病的相关药物，也涵盖了肿瘤、糖尿病、高血压、高脂血症、精神类多个方面的新药疗效观察。这些都是可以实现的。但我要提醒各位同道，每一个新药的临床试验都存在着复杂的中间环节，需要引起重视。比如临床研究的物料平衡问题，我们医院最近在密切接触全国仅有的两家相关研究机构，争取攻克物料平衡这一难关。

四、感染病中医药转化的实践分享

中医药在科研成果转化的过程中扮演了怎样的角色？我在这里给大家分享一个地坛医院相对成熟的中西医结合的诊疗体系。它是在王融冰教授、王宪波教授、江宇泳教授的带领下大家共同努力的结果。最终的成果是一个针对慢加急性肝衰竭（ACLF）的预警、中西医结合优化治疗和预后判断体系。

如何提高预警、判断预后从而提高疗效，这是慢加急性肝衰竭的难点。我们建立了预警慢加急性肝衰竭发生的评分系统，发现了判断慢加急性肝衰竭预后的新指标，构建了慢加急性肝衰竭中西医结合优化治理方案，同时筛选了解毒凉血健脾方的关键药物和有效成分，以求降低发病率和病死率。

先来简单说明一下我们建立的预警慢加急性肝衰竭发生的评分系统。我们开展了一项 1400 多例住院病人的队列研究[1]，目的是筛选慢加急性肝衰竭的独立危险因素（各危险因素评分见表 1），从而建立了预警评分系统。各个危险因素有相应的风险评分，我们把风险评分为 0 ～ 3 分的归为低风险组，4 ～ 7

[1]

队列研究是临床研究的类型之一，是将某一特定人群按是否暴露于某可疑因素或暴露程度分为不同的亚组，追踪观察两组或多组成员结局（如疾病）发生的情况，比较各组之间结局发生率的差异，从而判定这些因素与该结局之间有无因果关联及关联程度的一种观察性研究方法。

分归为高风险组。我们统计了不同风险患者的慢加急性肝衰竭的发生率和病死率，低风险组发生率为 2%，而高风险组发生率超过三分之一，且风险评分和死亡率呈同向变化。最后我们通过 ROC 曲线预测了该预警评分系统的敏感度和特异度——得分 0.87，说明这个系统可以准确地识别发生慢加急性肝衰竭的高危人群。

表 1　慢加急性肝衰竭的预测指标的风险评分

慢加急性肝衰竭预测指标	回归系数	P 值	风险评分
年龄 ≥ 40（yr）	1.128	0.01	1
总胆红素 ≥ 171（mmol/L）	1.237	0.007	1
凝血酶元活动度（%）			
50.1 ～ 60	2.158	0.001	2
40 ～ 50	2.868	<0.001	3
HBV DNA>107（copies/mL）	1.946	<0.001	2

我们还发现了判断慢加急性肝衰竭预后的新指标——粒淋比（NLR）。简单地说，粒淋比是指全血细胞中的中性粒细胞和淋巴细胞的比值。我们发现，NLR 水平和慢加急性肝衰竭患者的存活率呈反向变化，NLR 水平越高，患者存活率越低。我们同样通过 ROC 曲线对该系统的灵敏度和特异性进行了预测（最终得分 0.781），结果显示，通过 NLR 预测慢加急性肝衰竭预后是灵敏的，NLR 与慢加急性肝衰竭预后不良密切相关。

然后，我们构建了慢加急性肝衰竭中西医结合优化治疗方案。首当其冲的是中医理论创新。地坛医院从 20 世纪 70

年代开始研究中医药治疗重型肝炎，创造性地提出"解毒凉血重通腑，健脾化湿顾中焦"治疗肝衰竭的学术观点。我们创制了解毒凉血健脾方，以升麻、生地黄为君药，茵陈、大黄、栀子、黄芩、蒲公英、紫草为臣药，黄芪、党参、白术为佐使药，随症加减。我简单提一下两味君药——升麻和生地黄。升麻和生地黄在应用上存在着一定程度的共性，升麻清热解毒、升阳举陷，生地黄清热凉血、滋阴生津。在解毒凉血健脾方的标准方中，升麻用量较大，达到了 15g，远远超出它的常规剂量（3～9g）。以肿瘤坏死因子和内毒素为造模手段诱导大鼠的急性肝衰竭模型并观察解毒凉血健脾方干预后的生存率，我们发现造模后 6 小时开始，解毒凉血健脾方与双蒸水相比明显提高了大鼠的生存率，证明解毒健脾方治疗急性肝衰竭的疗效可靠。

在此基础上，我们筛选了解毒凉血健脾方的关键药物和有效成分。经过评估筛选和验证，我们发现升麻是方剂中的核心药物。进一步分离升麻中的有效成分后，我们得到了三个升麻单体。研究显示，升麻和升麻单体有同等的抑制炎性因子分泌的作用。其中，升麻单体 1 可以抑制 Th1 细胞因子（促炎因子）的分泌，单体 2、单体 3 联合可以直接抑制 Th1 细胞的分化，从而抑制炎性反应。由此延伸，我们发现升麻单体还可以治疗以类风湿关节炎为代表的 Th1 免疫相关疾病。我们知道 Th 细胞是 T 淋巴细胞的一部分，Th1 主要与细胞免疫相关，Th2 主要与体液免疫相关。我们合理推测：只要与免疫相关的疾病

Th 细胞都会有作用。所以我们对升麻和升麻单体治疗免疫相关疾病方面进行了一些探索，并得到了令人惊喜的结果，我们正在努力将上述成果申请专利，实现成果转化。

上述中西医结合研究经验使我深有体悟。我们中医常说"异病同治"，其实说的是不同的疾病有相同的发病机制，所以可以用相同的治法。其中的"发病机制"不管从中医还是西医的角度来看都可以是共通的。另外，多靶点的治疗是中药的优势，明确不同成分的作用靶点将为扩大适应证带来新机会。明确重要的作用靶点不等于把中药治疗都变成中药单体治疗——这与发扬中医传统背道而驰。但是我们依旧需要挖掘复方中的有效成分，这是发掘中医宝库必不可少的环节。临床行之有效的复方可以看作一个包含有效化合物的库，从中筛选有效化合物并进行组合应用，也许可以为开发药物提供新思路。这些都是中医药的科技成果转化中值得深入思考的要点。

五、成果转化绩效考核评价

成果转化绩效考核是政策导向之一。政策支持是维持我国科学研究稳步前进的重要力量，我们应该积极响应国家相关政策。国务院 2019 年发文提出要加强三级公立医院绩效考核工作。成果转化属于一级指标中持续发展的一环，是反映三级公立医院创新发展和持续健康运行的重要指标。科研成果转化指标考验的是医院创新支撑能力和服务社会能力。地坛医院从 2016 年开始就把科研成果转化与科室绩效奖金牢牢绑定。有科室曾经因为科研成果得到每个月每人 1261 元的奖金，而有些科室颗粒无收。我甚至会在全院面前对这些做得不好的科室主任提出当面批评。我们明文规定以地坛医院为第一申请单位获得国家发明专利的一次性奖励 10000 元。我们还规定，科技成果实现转化后，转化收益的 70% 将直接给到成果完成人及其团队。由此形成了地坛医院科研成果转化的奖励体系。这个奖励体系只为激励大家重视科研，重视成果转化，创造良好的科学研究氛围。

我们常常羡慕诸如梅奥诊所、霍普金斯医院，羡慕他们有上千个床位、上万名职工，羡慕他们的研究人员坐拥极大的资金设备支持。但这种羡慕如果不能激发我们的工作热情，那它是没有价值的。在现有的工作条件下认认真真工作是我们的唯一选择。良好的工作态度才能有令人欣慰的产出，上级领导的支持也会随之而来。近几天出现的鼠疫为我们带来了许多难题，北京市得到了中央上亿元的资金支持。面对大额经费，我们一时间竟不知如何安排。这可以说是一种幸福的烦恼。人世间很多道理都是相通的，有幸福也会有烦恼。关于科技成果转化我们的烦恼很多，但只要我们努力，一切困难都可以被克服。我们还会进步。

病毒性疾病的温病病因、辨证与治疗

张思超

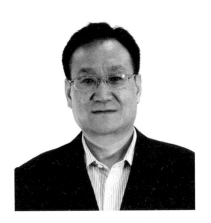

张思超，医学博士，山东中医药大学教授、博士研究生导师，山东中医药大学中医临床基础学系主任、温病教研室主任，山东名中医药专家，山东省中医药管理局重点学科"温病学"学科带头人，山东省教育厅精品课程"温病学"课程负责人，中华中医药学会感染病分会副主任委员，中国中医药研究促进会温病分会副会长，世界中医学会联合会中医抗病毒专业委员会常务理事。主持国家自然科学基金等科研课题9项。获国家教育部教学成果二等奖1项。主编、副主编、参编著作及教材30余部，发表教学及学术论文110余篇。

一、病毒性疾病的温病病因与治疗

　　我给大家讲这个题目是基于两点考虑：第一，当前和今后一段时间，病毒性疾病仍然是严重威胁人类健康的一大类疾病。从当前疫情形势来看，世界上已经有 100 多个国家感染了新冠病毒，人数达 10 万多人，病毒性疾病也会越来越常见，越来越严重。第二，以温病的思路治疗病毒性疾病具有显著优势。通过这一次疫情大家也看到了中医的及时参与对疫情防控至关重要，国家在采取了中西医结合的方法以后疗效非常明显。所以我从温病角度给大家讲病毒性疾病的发病机理、临床治疗以及方药的运用。温病有七种病因，风热、暑热、湿热、燥热、温毒、戾气，再一个是《黄帝内经》说的"冬伤于寒，春必病温"的伏气温病。今天给大家讲两个，一个是风热，一个是戾气。戾气是吴又可提出的一种致病原因，具有强烈传染性。戾气的病性仍然要辨证，风热、湿热、燥热。今天以风热和湿热为例给大家讲解一下温病的病因，以及在病毒性疾病中的治疗。大家首先看这个病案：

某患者，春天来诊，现发热，微恶寒，咽干咽痛，鼻干，咳嗽少痰，舌边尖红，苔薄白欠润，脉浮数。

请问病因是什么？没学过温病的把它当成热、热毒。也可能认为是感受寒邪，寒邪化热。这两种认识不能说全错，但有不完全正确的方面。学了温病以后，你就知道这个病因既不是寒化热，也不是热，而是风热，具备风还具备热的特点。接下来为大家讲述。

1. 风热病邪

大家看风热病邪两个字，一个是风，一个是热。风邪属阳，热邪也属阳。所以叶天士叫"两阳相劫"。这也是温病的考点，经常被考到。风热邪气侵犯人体后出现什么呢？出现"两阳相劫，清窍必干"。比如说鼻子干，嗓子干，出现干的现象。这个邪气一年四季都有，主要在春天和冬天，冬天为什么有？一般冬天寒邪非常多，但当冬天变得比较暖和，应寒而反暖的时候容易产生风热病邪。所以我们说新冠病人发生在冬天不一定都是寒邪，也不一定都是湿邪，和风热也有很大关系。所以有些省的新冠肺炎治疗方案就是银翘散，这就是说冬天本来应当冷，结果比常年提高了好几度，这就容易引发风热病邪侵犯人体呼吸道。我们看一下它的致病特点，一般教材讲三条，第一个犯肺卫，侵犯呼吸系统，所以一开始就有卫的症状。咱们说卫是抗邪的，人体卫气不流畅，病人出现发热微恶寒、头痛少汗，同时还会有肺的改变，出现咳嗽。另外，两阳相劫，也会出现伤阴的现象，出现口微渴，不像阳明气分证的大渴。所以有些病人出现口干、咽干、鼻干，这都属于伤阴。舌苔稍微有点干燥，舌尖红，脉浮数，代表有热。所以在临床一个病人找您看病，来的时候是呼吸系统常见症状，又发生在春天和冬天，又有咳嗽，首先考虑是不是风热的问题。第二个伤人体阴液和津液，会出现口渴、舌燥，或者便秘等。同时风热邪气变化较快，容易出现逆转心包。有些老年人或者儿童，感受到风热邪气以后上午还很好，下午突然出现高热，到了晚上出现意识不清。风热邪气进入人体，在老年人失治误治或者儿童心虚情况，邪气很容易逆传心包，出现意识改变。风的特点是善行而数变。所以如果冬春季节出现肺的病变，又有干的表现，很可能就是感受风热邪气。风热是复合病因，夏天暑热，长夏季节湿热，秋天燥热。大家通过今天的学习，一定要掌握复合病因，既有风也有热。很多情况下往往因为病人穿衣少，受凉，或者生活不注意感受到这个邪气，不了解温病的医生就把它当作寒化热。因为患者找你看病时候会说自己受凉了，很少的病人会说自己热着了，除非夏天或者其他特殊环境。但受凉只是一个诱因，这个诱因改变了体内的平衡，而感染的邪气却是风热邪气。

这个邪气的三大致病特点，我概括了9个字，"犯肺卫，伤阴津，易逆传"。风热邪气进入人体以后会导致什么病？第一个可以导致风温，就像在春季，出现感冒、咳嗽、嗓子痛，从中医内科角度诊断，可能属于感冒，也可能属于咳嗽。但从温病角度看，这个病属于风温。如果发生在冬天，就可以诊断为冬温，所以风温和冬温原因是一样的，只是发病时间不一样。再比如说瘟疫，也必须明确疫病的原因是什么，瘟疫也要分属六淫，其中的一大类是风热疫毒。从西医来看，一些流感、麻疹、手足口病、急性上呼吸道感染绝大多数与病毒感染相关，都可以表现出风热的特征。风热进入人体以后甚至会导致严重的肺炎疾患，传变往往也比较快。所以针对新冠病人转变快、发病率高的特点，我觉得风热邪气致病是不是要纳入考虑。有些新冠的病人出现干咳、嗓子干、嗓子痛，如何理解这些症状？有可能是风热引发了体内的湿邪或者湿热之邪。临床上会发现有些人到了春天就会出现皮肤瘙痒，搔抓后身起斑疹，或者出现眼痒流泪，眼睛也发红，在皮肤科、眼科会遇到。现代医学分科特别细，像皮肤科、眼科、耳鼻喉科，我认为这些科的疾病偏于肺卫，辨证时应当考虑风热病邪。不能当作热、毒这样单一的邪气认识。在没读温病研究生的时候，我就认为嗓子干是火毒，治疗就应该清热解毒泻火，现在看不是这样。风与热两个属阳，夹和在一起就发生了变化，这样去分析疾病就会非常有意义。

银翘散，我说一下，一共 10 味药，可以分为 4 组分析。第一组药物是双花、连翘、竹叶，我给大家写了两个字，清热。

双花、连翘是放在《中药学》清热解毒药，所以很多人只把双花、连翘当作为清热解毒。大家学中医到一定程度以后一定要清楚热是如何被清除出去的。吴鞠通叫辛凉，辛的药物能走外，凉的药物能清热。《黄帝内经》中"风淫于内，治以辛凉"，双花、连翘辛凉，可使热邪外透。双花甘寒，吴鞠通讲甘能补，甘和寒凉在一起就可以补阴，所以双花清热的时候不伤阴。双花又是国家卫健委认定的食疗药，所以药量可以大一点。连翘有点苦，所以用量不要太大。竹叶甘辛淡寒，甘能养阴，辛能走外，淡能趋下，寒能清热，由此推断竹叶是怎么样清热的，使热向外走，从小便走，而且甘能养阴。所以学中药不要只背功效，药物的性味也非常关键，知道性味就能推出作用功效。竹叶也是国家卫健委认定的食疗药。另外竹叶不仅在温热性疾病中使用，在湿热性疾病中也使用，三仁汤里边就有竹叶。所以以后无论是温热类疾病还是湿热类疾病，加上竹叶都合理。这几味药作用特点是给热找出路，无非是从内、从外、从下，这三个药配合起来能够使邪外达。第二组药物，荆芥穗、淡豆豉、薄荷三味药。这三味药起什么作用？透邪。淡豆豉、荆芥穗辛温开腠，薄荷辛凉走外，寒温并用，所以这个方叫辛凉平剂，含义之一就是寒温并用。当然还有其他的意思，温热类疾病大家一定要想着使用温药。无论何种邪气进入人体，往往容易导致腠理闭塞，我们需要把汗孔打开，大家想一想是凉药打开的快还是温药打开的快？肯定是温药，越寒凉腠理越闭塞。有些人发烧，来了就是大青叶、板蓝根、双花、黄芩、黄连，甚至用安宫牛黄丸，这太凉了，越凉的地方越不出汗。人喜温，用温药，腠理一开邪气便出去了。第三组药物，桔梗、牛蒡子、甘草，宣肺利咽。治表要重视宣肺，这是一个整体观。有时候用桔梗不一定都是在利咽，而是在宣肺，就能达到治疗发烧的目的。气化则湿化，气化则热散。银翘散也用了很多利咽的药，桔梗、牛蒡、甘草，张仲景将甘草一味药称为甘草汤。"少阴病二三日咽痛者，可予甘草汤，不瘥予桔梗汤。"就是甘草、桔梗，然后再加上牛蒡子效果会更好。第四组，一味药叫芦根，甘寒，甘养阴，寒清热，贯彻始终。芦根中间是空的，所以古人讲不管是从颜色还是形态、形状，其色其效就像肺，肺色为白，气管中空。芦根也是国家卫健委认定的食疗药物。所以我很喜欢这个药，没有副作用。大家以后遇到风热邪气，尤其是病情初起，偏于人体肺卫，首选《温病条辨》第一方。四组药物分别体现了温病的四个思想，第一热找出路，第二表病重宣，第三寒温并用，第四养阴。风热我就给大家讲到这里。

2. 湿热病邪

第二我介绍一下湿热。此次新冠疫情，大家公认该病与湿邪有很大关系。湿属阴，它与热夹在一起，所以湿热邪气属半阴半阳。风热属于两阳，相对单纯，一清即可。半阴半阳的邪气，用阴药影响阳，用阳药影响阴。湿热邪气一年四季都有，按照温病的理论湿热邪气在长夏最为多见。但现在季节反常，在疫情暴发初期武汉经常下雨，湿气较重。湿热邪气不一定都来源于自然界，潮湿的住所，周围的装修环境，不良的饮食习惯，或者抗生素长期应用都会导致湿热产生。

湿热邪气的致病特点，第一犯脾胃，有消化系统症状，包括纳呆、恶心、呕吐、泄泻等。虽然有些病人来的时候消化系统症状不典型，但是伸出舌来一看舌苔特别厚，脾胃肯定有问题。这次新冠病位不只是在肺，和脾胃也有很大关系。一部分病人就诊的时候症状就有恶心、呕吐、腹泻等消化系统症状。第二湿邪属于阴邪，容易困住人体阳气，阻碍气机。从上到下都可以出现困顿，比如邪气容易困住清阳导致头昏沉，往往疼痛表现不明显，而表现为沉重，就像戴帽子一样抬不起头，或者脑子像进水一样糊里糊涂，或者困胸阳出现胸痞满，困中阳出现脘腹胀，困卫阳出现肌肉酸痛，人体阳气被困住以后出现肌肉沉重，病人就诊的时候表现为没劲儿，而运动以后症状反而减轻，因为运动后阳气得以通畅。所以触感湿邪容易误诊，肌肉酸重可能被辨证为气虚，但经过一段时间补气治疗，黄芪上百克，人参几十克，仍不起作用。或者有些人表现为头昏沉，经过补肾治疗，效果也不明显。第三病程长，既伤阴又伤阳，湿重就会伤阳，热重就会伤阴，但与典型的温热伤阴不同。另外要判断患者体质偏于阳盛还是偏于阴盛，判断湿与热孰轻孰重。所以这次会诊新冠病人，我始终会把握住伤阴还是伤阳。患者表现舌苔腻，如果一开始用了很多燥湿药，紧接着出现口干，过两天舌苔虽然退了，但又出现了裂痕，这是朝着阴伤方面转变。我们见到一些危重的病人，表现舌苔干燥，舌质红，可能和体质有关，也可能因为使用了过多祛湿药，另外也可能因为使用过大量的激素。还有一种是向伤阳方面转变，没有除湿，而是用了很多清热药伤及了阳气，病人会表现为阳虚水肿、痰饮、四肢冷。国家卫健委颁布的《新冠肺炎诊疗方案（第六版）》增加了气营两燔证、湿热郁肺证，我是赞同的，不能过分强调寒湿。所以我始终认为应该从伤阴与伤阳来把握新冠病人的病机转变。

另外我一直认为，新冠的中医病因不只有湿，也有热，只是刚开始的时候湿邪较重，热显示不出来，要考虑到热邪会伤阴。另外湿热可以导致普通的疾病，也可以导致严重的流行病，比如病毒性肺炎、病毒性肠道感染、肠伤寒、尿路感染、盆腔炎等。虽然说风热容易导致肺系疾病，湿热容易导致消化系统疾病，但现在环境问题、气候异常，也容易出现很狡猾的病毒，人体免疫方面也出现多方面问题，感染病毒后会出现多脏腑损害。所以这次新冠侵犯的系统不只在肺、肾、脾胃、心，全身都会出现异常。

如何治疗呢？就是祛湿了，疾病初起，使用藿朴夏苓汤或者三仁汤。大家非常熟悉三仁汤，这一张方剂是治疗湿温初起、暑温夹湿之湿重于热的典型代表方。药物组成为杏仁、白蔻仁、厚朴、半夏、薏苡仁、滑石、通草、竹叶。处方体现了三大治法，开上，畅中，渗下，这是三焦同治。吴鞠通治疗湿热类疾病，以三焦立法，他非常重视开上，比如第一组用杏仁，即便没有咳喘，也用杏仁来宣降肺气。所以我认为这次新冠病人无论咳嗽与否，都要使用杏仁恢复肺的宣降功能。第二组药白蔻仁、厚朴、半夏，这一组药是化湿燥湿，用芳香加燥湿药辛苦温畅中。第三组药薏苡仁、滑石、通草、竹叶，用来渗下，使热邪从小便走。治湿不利小便，非其治也。三仁汤里边至少知道杏仁、白蔻仁、薏苡仁三味药。三仁汤里边很多也都是食疗药。这是关于湿热类疾病。

二、病毒性疾病的温病辨证与治疗

病毒性疾病的辨证方法很多，可以采取六经辨证、八纲辨证，也可以采用脏腑辨证。今天我讲的是病毒性疾病的温病辨证，温病辨证有两种方法，一个是叶天士的卫气营血辨证，一个是吴鞠通的三焦辨证，今天我给大家介绍卫气营血辨证。

叶天士结合自己的临床，根据温病的发展规律，把疾病的发生发展过程分为四个阶段。整体观念与辨证论治是中医的精髓，什么叫证？中医诊断学里边讲了很多内容，它包括了部位与性质两个最基本要素。比如说国家卫健委颁布的《新冠肺炎诊疗方案》里边就有很多证，比如说湿热蕴肺、寒湿郁肺，这就是证，病变部位在肺，病理性质属寒湿或者是湿热。病人就诊时只会描述症状，中医医生结合患者临床表现、脉象、舌苔判断属于什么证，湿热蕴肺或者是寒湿郁肺。证需要医生去辨，"辨"字两边都是辛苦的"辛"，中间一点一撇，这个字的含义就是区别、分别的意思，也说明中医看病需要用大脑进行分析，很辛苦。证是疾病在某个阶段表现出的病因、病机的高度概括，这个需要医生望闻问切综合判断得到。

1. 营分证

下面我们看一下营分证。"营分受热，则血液受劫，心神不安，或斑点隐隐。"这是叶天士在《温热论》里边提到的营分证的病机变化和基本病理。营分证应当涉及营、心、血的三角关系。我们说营分证会出现血的改变，也会出现心的改变。营和血都在血管里，营是血的浅层次。营的繁体[1]上面是两个火，下边可以理解为一个公，带着两个口，这个公就是房子的意思，有火，有房子，有口。如果从军队角度上来看，这就是后方保障部队，供应前线人员的伙食、口粮、营养。中医基础理论中讲，营是一种人体非常重要的营养物质，它能够为全身供给营养。所以"营"里边需要有营养物质、有阴液、有水液，营就相当于阴和水液这一部分，但又不完全等同于人体的水液与津液。我经常形容人体的营阴有水的成分，还需要有非常重要的人体营养物质。就像汽油一样，有供给人体机能

[1]

营繁体作"營"。

燃烧的部分，同时还有一些水。营和血都在血管内，血是不能溢出血管的，但在某个阶段，人体的营阴可以外移到血管外，这就转变成了人体水液津液的部分。

营分一受热，血液就受劫，血液一受劫，心神就不安，所以营分证的临床表现是什么？身热夜甚，口干不欲饮，心烦谵语，斑疹隐隐，舌质红绛，少苔，脉细数。邪热入营阴导致身体灼热、身热夜甚。营阴损伤，营阴蒸腾，导致口干不欲饮、舌红少苔、脉细数。另外血液受劫以后，病人有可能出现出血，但出血量不大，只是可以看到身上斑疹隐隐。当然如果营分邪热特别重就会波及血分，血液受劫，心神则不安，就会出现心神的改变，轻的可能出现失眠，重一点的出现烦、躁、狂、谵语。另外可以从营、血、心三角间关系认识营分，我将它称为中医的环状思维。

营热阴伤、扰神窜络是营分证的基本病机。这八个字概括得非常好，每两个字概括一组病理。比如营分有热就会出现身热夜甚，阴液损伤就会出现口干口渴，扰神就会出现烦躁不安，窜络就会出现皮肤斑疹。一般教材这样描述营分证的临床表现，身热夜甚，口干不欲饮，心烦谵语，斑疹隐隐，舌质红绛少苔。对于初学者，记住这些症状可能非常难，但按照营、心、血三角关系和营分证基本病理就可以推断它的临床表现。在这里边有身热夜甚，这需要看营分与邪热间的关系，如果热邪非常重，白天也可能发热，如果阴液损伤较重，那么晚上发热会比较明显，所以身热夜甚应当活看。临床上怎样考虑夜甚的病人？有些病人白天咳嗽很轻，到了晚上咳嗽加重，而且无痰，舌象也符合营分证的特点，就可以理解为咳嗽夜甚，属于肺阴不足。我曾经治疗过一个大学老师，怀孕8个多月，干咳无痰，长期不愈，晚上连着咳嗽两个小时，睡觉不好。这就属于咳嗽夜甚，肺阴不足，加入沙参养肺阴之后疗效比较明显。还有一些老年人皮肤瘙痒，白天还好，到了晚上上床睡觉就开始痒了，这就叫皮肤痒夜甚。我曾经遇到过一个老年人，孩子扶着他拄着拐棍来诊，说晚上皮肤痒得特别严重，瘙痒严重的时候都需要用热水淋浴烫洗。看之前他的用药，大部分以清热燥湿为主。很多中医大夫一见到皮肤痒，就想到苦参、白鲜皮这些止痒药，这是错误的。我看舌象表现符合营分证，既往有中风、糖尿病史。糖尿病的病机也是阴虚燥热。这个病人全是阴虚象，辨证属于肝肾阴虚，用白鲜皮肯定不合适，我用了清营汤，效果还好。其他夜甚的疾病在临床上也多见，不一定都是阴虚，但可以为我们提供新的思路。比如咳嗽夜甚伴睡眠不好，就可以考虑咳和神的关系，睡眠质量改善了可能就不咳嗽了，一定有这一类中药，既能治疗咳嗽，也可以安神。对于皮肤痒夜甚的病人，有没有既能止痒还能安神的中药呢？再比如说汗为血之液，中医讲汗出的异常有盗汗和自汗两种。如果这个人晚上盗汗，也属于汗出夜重。有些人见到盗汗，就要去止汗，但使用牡蛎散、浮小麦后效果并不明显，这就是西医思维。我们要把汗和神、汗和心的关系考虑进来，比如可以使用五味子、炒枣仁、牡蛎这些既能够止汗又能安神的药物。

通过夜甚我给大家分享了我的临床体会。营分证的辨证要点是什么？我认为舌质红绛非常关键，因为很客观。现在临床上营分证非常常见，我认为第一个原因是大量激素的使用，临床上会发现有些支气管哮喘的病人连续吸入激素一两个月，舌苔消失了。再一个原因是气候变暖、农药化肥的使用，再加上用心操劳，伤阴耗气的现象非常突出，大家在临床上要重视。为什么我要介绍营分证，因为今年新冠肺炎大家一致认为和湿有关系，而我认为里边还有热邪，就有可能伤阴。所以如果新冠肺炎病人舌苔越来越干燥，最后舌苔没了，舌质变成了红绛，就要引起我们高度重视。

营分证如何治疗？我给大家介绍吴鞠通的清营汤。我归纳了四组药物：第一犀角、黄连清心，第二玄参、麦冬、生地黄滋阴，第三丹参活血，第四双花、连翘、竹叶透热转气。营分热的主要治法是清热。营分一受热，血液受劫，血液受劫，心神则不安，那么清哪个脏腑的热呢？要先清心，使用黄连、犀角。没有使用黄芩，因为黄芩偏于清胆肺之火，没有黄柏，因为黄柏偏于清下，所以使用清热药时，要考虑哪些药物比较合适。现在不让使用犀角，可以用水牛角，用水牛角粉代替犀角。目前有两种情况我会用到水牛角，第一是做动物实验的时候，另一种是如牛皮癣、风湿、类风湿等血分热毒特别重的，遇到黄芩、黄连等植物药不能解决问题的情况，这时候使用水牛角。营分证的阴液损伤，要加用滋阴药，这个方里边用了增液汤。吴鞠通滋阴特别喜欢麦冬、玄参、生地黄这三味药，《温病条辨》中很多方剂都有这三味药物。另外一个是活血的丹参。营分证的最基本治疗方法是什么呢？是清热、滋阴、活血，活血只用了一味。营分受热，血液受劫以后就出现了血的改变。营分证和血分证的区别在治疗，营分证重点在清、滋，清热滋阴多而活血少，血分证要重点活血。双花、连翘、竹叶，叶天士讲"入营犹可透热转气"，这组药是透热转气药，也可以放在清热药里边。按照三法阐述是清、滋、活，也可以加透热转气法，成为四法。透热转气标志是什么？比如病人初诊时候舌质绛，服用清营汤以后舌苔长出来了，舌质绛变成了舌质红，身上的斑疹消退，这就说明转气了。临床上我非常喜欢使用清营汤，不只在温病中应用，皮肤科、内分泌科、呼吸科疾病中符合营分证，热邪亢盛，阴液耗伤的，就可以使用清营汤。

2. 血分证

下边我给大家讲一下血分证。在营分证学习后，血分证的掌握学习就变得非常简单。血分包括很多证，比如血瘀、出血、血寒，《中医诊断学》中已经讲了很多。但从温病角度讲，血分证临床表现偏于出血，而且要比营分证严重，表现为吐、衄、便、崩、尿、咳、咯等多部位出血。在自然界当中火可以烧木头，可以熔化金子，可以涸水，可以焦土。火侵犯哪一个部位，就会出现哪一个部位的出血。如果热邪严重到遍及全身，就会出现吐、衄、便、崩、尿、咳、咯多部位出血。热邪侵入血分，还会有营分的改变，比如身热夜甚、舌绛、口干不欲饮、脉细数。而热邪完全到了血分证以后，舌的颜色要比营分证深。新冠肺炎疫情期间我们第一天会诊了20个病人，里面有4个人有出血的现象，衄血、咳血。只要有出血，比如身上有出血或者某个部位出血，这就叫血分证。但是有一种不出血，就需要通过舌质来判断。卫气营血辨证中，气分证表现是舌苔黄，营分证表现为舌质绛，病情再发展到血分表现舌质深绛。所以通过舌，再加上辨证要点，就能够大体判断病人基本病理改变。教材也归纳了八个字，迫血耗血，热瘀互结。这里边一定要重视"瘀"这个字。瘀血形成有很多原因，有出血肯定有瘀血，离经之血导致瘀血。所以中医讲某个部位外伤了，那个地方发黑发暗，这就是瘀血。另外血液出来了会消耗人体的好血，有血液的丢失，还会有水液的丢失。对于血分证，第一个要抓住一个"热"字，大体上可以将热归为两个原因，一个是火盛，一个是气上，这是张景岳提纲挈领的概括。一个青年人如果出现上部出血，首先考虑热邪亢盛，出血进而导致瘀血。瘀血如果没有及时解除，又会加重热邪形成恶性循环。抓住一个"热"字，重视一个"出"字，不忘一个"瘀"字。现代医学可能重视止血，中医治疗出血不能只着眼于止血，还要适当活血。有热要清热，火降血自止，所以有时候上部出血不一定要用很多止血药，把热降下来血就止住了。吴鞠通在银翘散加减法[1]里面有出血加栀子。张仲景大黄黄连泻心汤，后人把这个方称作治吐衄之神方，大黄也可以治疗上部出血，它能把火热降下来，火降下来血就止住了。温病血分证偏重于出血，所以用犀角地黄汤。营血分的治疗有相同的原则和法则，清、滋、活。营血分证的方剂不一定记很多，只要把法记住了，将中药掌握得很好，就可以自行加减。犀角地黄汤四味，偏重于清与活，营分偏重清和滋，这就是营血分共同的治法与不同的地方。

今天给大家讲了营血分证，就讲到这里，谢谢大家！

[1]

《温病条辨·上焦篇》第四条银翘散加减："衄者，去芥穗、豆豉，加白茅根三钱，侧柏炭三钱，栀子炭三钱"。

疫病临床再思考

张思超

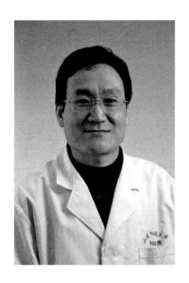

　　张思超，医学博士，山东中医药大学教授、博士研究生导师，山东中医药大学中医临床基础学系主任、温病教研室主任，山东名中医药专家，山东省中医药管理局重点学科"温病学"学科带头人，山东省教育厅精品课程"温病学"课程负责人，中华中医药学会感染病分会副主任委员，中国中医药研究促进会温病分会副会长，世界中医学会联合会中医抗病毒专业委员会常务理事。主持国家自然科学基金等科研课题9项。获国家教育部教学成果二等奖1项。主编、副主编、参编著作及教材30余部，发表教学及学术论文110余篇。

感谢大会主委会给我这个机会交流，我给大家分享的题目是"疟病临床再思考"。

"疟"和"虐"过去混用为一个字，在马王堆出土的《阴阳十一脉灸经》乙本中就写作"虐"。虐待的"虐"，从字形上看是老虎嘴里叼着一个人，外面的人很痛苦[1]。疟疾的症状寒热交作，病人非常痛苦，因此"疟"也可以通假为虐待的"虐"。《说文解字》解释"疾"字为"病也"。疾和病的古文字形不一样，"疾"字形象是一把剑插在一个人的腋下，这是从外伤而设立的象形汉字[2]。因此，我认为"疟疾"可以理解为使人被虐待时间很长的疾病。有的病人可能持续几年，甚至几十年。

我曾诊治过一位发烧的病人，病情持续了近60年。我当时也难以相信，怎么会有持续那么长时间的发热。病人说之前在别的地方看病，医生一问发烧有60年的时间，往往都不敢治了。这位病人从当兵时开始出现这种发热症状，当时部队进行拉练，发作的时候非常难受，以至于必须休息，非常痛苦。我认为这种症状肯定不是疟疾，而是疟病。我以前未重视中医的疟病或者疟疾，因为疟疾在我们国家，到2020年基本上要消灭了。如果没有这个病，再去看疟病的文章或者治法意义就有限。现在我从临床上发现有一些类似于疟疾的病，表现为一阵寒、一阵热的症状，

[1]

虐在《说文解字》写作"虐"，解释为"残也。从虍，虎足反爪人也"。

[2]

疾在《说文解字》写作"疾"，解释为"病也。从疒，矢声"。

所以今天我的题目是"再思考"，以前未重视，现在开始重视起来。

___

一、分类

与"疟"相关的内容非常系统，从古至今的发展，理法方药体系都很完备，完全可以成为一个学科。从脏腑可以分为肺疟、心疟、脾疟、肝疟、肾疟；从性质可以分为温疟、寒疟、湿疟、食疟；从雌雄可以分为牝疟、牡疟；其他还有劳疟、疟母、瘴疟、瘅疟。

___

二、表现

《说文解字》云："疟，热寒休作。"《素问·疟论》云："疟之始发也，先起于毫毛，伸欠乃作，寒栗鼓颔，腰脊俱痛，寒去则内外皆热，头痛如破，渴欲冷饮。"《济生方·诸疟论治》云："或先寒后热，或先热后寒，或热多寒少，或寒多热少，或但热不寒，或但寒不热，或一日一发，或间日一发，或三日一发。"疟病的病人发作时，先是恶寒，持续一段时间则发热，寒热交替发作。我在临床上发现，疟病的病人刚开始寒的时候，有些是四肢末梢寒，有些是背寒，有些是在脏腑中某个位置寒。这个寒在临床上由于病理的不同所表现的部位也不一样。有些病人可能没有发热，有些人是因发热而来，寒热休作的症状有的可能是一天，有的可能是两天，有的可能是三天。

三、病因

《素问·生气通天论》云：有"夏伤于暑，秋为痎疟。"中医认为疟的发生跟夏天感受暑邪有很大关系。《素问·疟论》云："此皆得之夏伤于暑。"可见《黄帝内经》关于暑邪致疟的理论已经很成熟。《普济方》云："疟症寒热不歇，有根。根者何？曰痰饮，曰水饮，曰败血，曰积癖，唯癖为疟之母，败血为暑热之毒，唯水唯饮皆生寒热。"《济生方·诸疟论治》云："无痰不成疟。"由此可见，疟病很重要的一个病因是暑邪，此外还有痰湿，舌苔特别腻。还有人认为病因与风有关系。疟病的病因很丰富，需要反复琢磨和体会。病人病情不一样，原因也不同。

四、病位病机

《素问·疟论》提到疟病病邪"藏于皮肤之内，肠胃之外，此荣气之所舍也"。刚才我听了韩东教授关于软物质的讲解，我认为疟病也一定要从现代的微观医学角度去看，疟邪藏在什么地方？皮肤之内，肠胃之外。"此令人汗空疏，腠理开，因得秋气，汗出遇风，及得之以浴，水气舍于皮肤之内，与卫气并居，卫气者昼日行于阳，夜行于阴，此气得阳而外出，得阴而内薄，内外相薄，是以日作。"卫气白天行 25 周，晚上行 25 周，从哪到哪，如果把这个事情弄明白了，对解决软物质的问题可能会有帮助。疟病的发生有三个影响因素：一是疟气，疟气包括暑、湿、热、痰、风。二是邪气，随风气而入，沿着卫气往下走，每天走多少节，所以疟病的发生有的早有的晚，就是因为卫气循行时间不一样。三是卫气，卫气是正气，因此疟病的治疗与卫气关系密切。所以疟病的治疗就是要解决这三段式。

五、治则治法

营卫辨证也是中医的整体观，疟病治则治法就是治里、治外和治卫。疟病治里的方法主要是清热祛湿，治外的方法主要是散寒散热，治卫的方法主要用辛味扶正。怎么治卫？《黄帝内经》提到卫气出于中下二焦，所以健脾补肾很关键，同时还要根据病人的状态确定需不需要补脾肾，不要犯"虚虚实实"的错误。中医治病讲究整体观念，从整体观辨证论治开出的方才会有效。

《金匮要略》有一篇专讲疟病，张仲景没有叫疟疾辨证论治，叫作"疟病脉证并治"，因为疟病不只是疟疾，并在治疗上提出"以饮食消息止之"。这一类病人，仔细询问病史，可能会有意外的收获。关于预后的时间，如果是真正的疟疾很难在短时间完全治愈，如"疟病，以月一日发，当以十五日愈，设不差，当月尽解"。但可以通过病人自己的饮食调理，慢慢就不发作了。通过研读吴鞠通《温病条辨》方剂，我发现杏仁这味药，有治疗疟病的作用。吴鞠通认为杏仁能做向导，引出伏藏的邪气。此外，还有如桂枝、草果在治疗疟病时也很常见。吴鞠通有两个青蒿鳖甲汤，其中治少阳疟的方药可以借鉴。[1]

___

六、案例分享

案例 1

反复发热 2 年余。2019 年 5 月 31 日初诊。最高体温 39.7℃，热时怕冷，流清涕，咳嗽，舌淡，苔白腻，脉沉缓。

中医诊断：疟病（肺疟）。

[1]
《温病条辨·中焦篇》少阳疟偏于热重者，青蒿鳖甲汤方（苦辛咸寒法）：青蒿三钱，知母二钱，桑叶二钱，鳖甲五钱，丹皮二钱，花粉二钱。水五杯，煮取二杯，疟来前分二次温服。
《温病条辨·下焦篇》夜热早凉，热退无汗，热自阴来者，青蒿鳖甲汤方（辛凉合甘寒法）：青蒿二钱，鳖甲五钱，细生地四钱，知母二钱，丹皮三钱。水五杯，煮取二杯，日再服。

治法：清热祛湿，轻宣肺气，补益卫气。

方剂：杏仁汤合蒿芩清胆汤。

处方：生柴胡 20g，青蒿 30g，黄芩 10g，炒杏仁 10g，荆芥穗 12g，清半夏 10g，云苓 15g，炒白术 15g，生薏苡仁 20g，竹叶 10g，芦根 15g，藿香 12g，黄芪 20g，僵蚕 10g，蝉蜕 10g，连翘 12g，炙甘草 5g，草果 10g。7 剂，水煎服，每日 1 剂，分两次服。

2019 年 6 月 7 日二诊：热势已降，体温 37℃ 左右，仍有喷嚏，清涕，怕冷，余无其他不适，苔腻消失，脉沉。

上方生柴胡改为 24g，黄芪改为 30g，炒白术改为生白术 15g，加羌活 9g。

2019 年 6 月 14 日三诊：自 6 月 12 日起，症状出现反复，最高体温 38.5℃，伴有喷嚏，流清涕，苔薄白腻，脉弱。

处方：炒杏仁 10g，藿香 10g，僵蚕 10g，蝉蜕 10g，生柴胡 24g，桂枝 12g，草果 9g，生白术 15g，黄芪 20g，防风 9g，槟榔 9g，厚朴 6g，青蒿 30g，荆芥穗 15g，炙甘草 5g，通草 6g。7 剂，水煎服，每日 1 剂，早晚温服。

医嘱：适当活动，促进气血流通，祛除湿邪。

后随访，发热已愈，未再复发。

案例 2

殷某，因下午严重饥饿感并心悸、头晕月余，于 2017 年 8 月 4 日初诊。

患者 1 个月前突然出现腹部自觉跳动，动甚时，患者及他人能望其腹部肌肉向外阵发性鼓动，3～5分钟后，胃脘也有颤抖，并出现胃脘灼热，饥饿感。继之上冲心脑，表现为心悸头晕。发作时，欲饮食，饥饿感颇强，食后可减轻。多在下午2点左右发作，发作时四肢怕冷，几分钟后感到恶热，汗出，恶心，心烦，血压上升。西医谓之交感神经兴奋，予以镇静剂及倍他乐克等西药治疗，胥未中机。来诊时，苔白厚腻，舌暗，脉沉缓。

中医诊断：疟病（湿疟、中焦疟）。

中医辨证：湿热阻于中焦。

治法：清热祛湿，辛开苦降。

方药：厚朴草果汤合柴胡达原饮。

厚朴9g，草果9g，半夏10g，云苓15g，炒杏仁10g，槟榔9g，柴胡12g，黄芩10g，炒白术15g，藿香10g，薏苡仁30g，竹茹12g，丹参15g，党参15g，炒谷芽10g，炙甘草6g。4剂，水煎服。

案例3

吴某，女，失眠20余年，2019年3月22日初诊。

每逢失眠阶段，总有一股寒气从腰背上行，沿颈部上头，出现颈项酸痛不适，头昏脑胀，发作时血压偏高，烦躁不安，夜不能寐。我当时给她开了柴胡桂枝汤，方中用了桂枝。我治疗失眠伴有肢体麻木经验用桂枝。失眠晚上睡不好，如果病人是寒证，不能只用安神药，有时还需要用羌活、桂枝等药补肝神，解决正气的问题。

通过这几个案例的讲解，我希望大家把疟病重视起来，临床再思考。

祝大家身体健康。

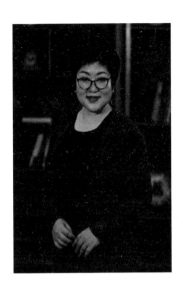

从化湿败毒方探究新型冠状病毒肺炎用药思路

赵岩松

赵岩松，医学博士，北京中医药大学教授、主任医师、硕士研究生导师，国家级名老中医学术继承人及传承博士后，马来西亚国际医科大学中医课程校外审查专家，中华中医药学会感染病分会副主任委员，北京市中西医结合学会感染专业委员会副主任委员，世界中医学会联合会温病学会副会长，中医药促进会温病学分会副会长。北京中医药大学国医堂门诊专家，从事临床和教学工作二十余年，编写高等院校中医教材若干部。

今天我和大家分享的题目是"从化湿败毒方探究新型冠状病毒肺炎用药思路"。这个方子源自《新型冠状病毒感染的肺炎诊疗方案（试行第七版）》，是重型疫毒闭肺证的推荐方剂。根据目前的临床报道，新冠肺炎患者起病 7～10 天，如果出现发热、喘憋、气促加剧，外周血淋巴细胞计数、$CD_4 T$ 细胞、血氧饱和度进行性降低，C 反应蛋白、乳酸进行性升高，胸部 CT 显示病变范围扩大，这时要警惕病情恶化。

一、临床表现

　　《新型冠状病毒感染的肺炎诊疗方案（试行第七版）》中重型分为两个证型，疫毒闭肺证是其中之一，临床表现为发热、面红、咳嗽、痰黄、痰少而黏、痰中带血、喘憋气促、疲乏倦怠，这是新冠肺炎患者特殊的临床特征。口干、口苦而黏、恶心不食、大便不畅、小便短赤、舌红苔黄腻、脉滑数，这是典型湿热证的表现，按卫气营血辨证，它属于气分证。

二、重型疫毒闭肺推荐方——化湿败毒方

这不是一个经典方，而是一个时方。

药物组成：麻黄 6g，杏仁 9g，生石膏 15g，甘草 3g，藿香 10g（后下），厚朴 10g，苍术 15g，草果 10g，法半夏 9g，茯苓 15g，生大黄 5g（后下），生黄芪 10g，葶苈子 10g，赤芍 10g。

这个方剂的作用可以分为三个方面：一开肺气之痹。我们可以看到麻杏石甘汤、宣白承气汤、葶苈大枣泻肺汤三个经典名方的影子。二化在里之湿。我们可以看到藿朴夏苓汤、雷氏宣透膜原法的影子。三补益药的嵌入。方子里面加入黄芪补气。为什么把化湿败毒汤拆解为经典方，不是为了告诉大家这个方子里有哪些经典名方，而是希望通过拆解的经典方追溯中医经典理论。对经典理论深入的理解或可帮助我们在临床上更好地应用化湿败毒方。

三、泄热化痰逐饮——开肺气之痹

在开肺气之痹方面，方剂主要是从泻热、化痰和逐饮方面体现。麻杏石甘汤大家都很熟悉，我就不再赘述了。宣白承气汤是吴鞠通《温病条辨》中焦篇中的一个方子，原文："阳明温病，下之不通，喘促不宁，痰涎壅滞，右寸实大，肺气不降者，宣白承气汤主之。"吴鞠通也把这个方子作用说得很明白，"因肺气不降，而里证又实者，必喘促寸实，则以杏仁、石膏宣肺气之痹，以大黄逐肠胃之结，此脏腑合治法也。"我们可以看出，这个方子不仅在治肺，也同样兼顾肠中的热结。葶苈大枣泻肺汤出自《金匮要略》，治疗喘不得卧。这个方子里面的主要药物是葶苈子，具有很好的泻肺中痰浊、水湿、水饮作用，是一个泄肺峻剂，但用大枣汤来煎服也提示要注意防止峻剂伤正。从目前对新冠病毒感染的文献报道来看，当喘咳症状明显时，可以合用止嗽散，当痰浊明显时可以合用桑贝散。如果肺气郁痹、痰浊较重，可以使用大青龙汤合千金苇茎汤。

四、麻黄与石膏

麻黄和石膏几乎都出现在这些拆解的经典方中，而且麻黄和石膏剂量配比在方中不一样。《伤寒论》中大青龙汤，麻黄和石膏的比例约为3：2，可见重在开肺气，而麻杏石甘汤中麻黄和石膏的比例为1：2，清热的力量明显增强。现代人使用麻杏石甘汤治疗肺热壅盛证的时候，麻黄和石膏的比例可达到1：5和1：10，可见明显重在清热。但很有趣的是，《温病条辨》中的麻杏石甘汤，麻黄和石膏的比例是1：1。下焦篇第48条："喘咳息促，吐稀涎，脉洪数，右大于左，喉哑，是为热饮，麻杏石甘汤主之。"大家可以从稀涎和热饮两个词体会到麻黄比例高的原因，吴鞠通仍偏重于开肺气以通调水道。宣开肺气之痹也是中医治疗新冠病毒感染中的重中之重，喘憋应该是我们的治疗重点。从以上分析中我们看到，当已经明确药物组成的时候，在临床上是不是会起到预期的作用？我们的剂量配比和患者呈现的病机是否完全吻合？通过调整剂量更有针对性地针对病机施治，是中医辨证论治的关键。

五、和中理气渗利——化在里之湿

推荐方中用到的药物是藿香、厚朴、茯苓、苍术和草果。中医治湿邪无非几大方向，和脾胃、理中气、燥湿、利湿。渗利小便、芳香宣湿从汗给湿邪以出路，从藿香后下的用法可以看出，这个处方有芳香化湿解表，通过汗给湿邪以出路的思路。藿朴夏苓汤是治疗湿温初起、性质偏温的处方，重在芳香解表，淡渗利湿。雷氏宣透膜原法是雷丰在吴又可达原饮基础上，去掉了知母、芍药，又加上了偏于温燥的藿香、半夏、生姜。这两个方子都重于辛香、燥湿、化湿。

———

六、《温疫论》三消饮

另外给大家推荐三消饮，大家可能并不是很熟悉。三消饮出自《温疫论》，是治疗湿温疫毒弥漫内外表里的一个方剂，即在达原饮的基础上加上大黄、葛根、羌活、柴胡。在邪伏膜原而见但热无寒、日晡加剧、身痛脉数的基础上，三阳经有表证的加上葛根、羌活、柴胡。有在里之热，舌苔自根部黄至中央，加上大黄。不见传太阳则可减羌活，不见传阳明可减葛根。此方既可以消内又可以消外，被称为治疫之全剂。所以有人提出，在治疗膜原相关证型的时候，可以用三消饮有针对性地加减化裁。但是哪些表现能够提示我们病邪在哪一经呢？我们借助吴又可在达原饮的论述给大家做一个补充。原文说："若兼胁痛、耳聋、寒热、呕而口苦，此邪热溢于少阳经，本方加柴胡以引经；若兼腰背项痛，此邪热溢于太阳经，本方加羌活以引经；若兼目痛、眉棱骨痛、眼眶痛、鼻干不眠，此邪热溢于阳明经，本方加干葛以引经。"这些临床表现可以帮助我们理解。这个方子也值得大家在疫情期间拿出来看一看。

七、《通俗伤寒论》蒿芩清胆汤

前面我们介绍的几个祛湿处方都是偏于温性的，如果患者呈现热重于湿的状态，可以使用哪一个经典方呢？我给大家推荐蒿芩清胆汤，这是俞根初《通俗伤寒论》中的一个处方，它被称为治疗暑疟之首剂，用于湿热疫，邪在少阳、胆与三焦，热重而寒轻者。除了寒热往来的疟象以外，还可以见到口渴引饮，心烦汗出，胸胁满闷，干呕呃逆，舌苔黄腻。具体的药物组有青蒿、竹茹、半夏、赤茯苓、黄芩、枳壳、陈皮、碧玉散。其中，有一个退热效果非常好的青蒿，另外还有滑石、甘草清热利湿，所以这个方子的泄热力量比较强。

八、补益药的使用

最后一方面是关于补益药的使用。大家在外感疾病治疗过程中，很少会注重补益药的使用。但这次疫病却有很大不同。我们先看一下湿邪的特点，阻滞气机，气机严重受阻以后，患者可以表现为倦怠、乏力、身重，这和气虚比较难区分了。而且湿为阴邪，日久可以伤阳气，患者感疫邪后也可以迅速出现元气受损的表现，可以理解为湿邪加上疫毒损伤阳气，共同导致患者异常疲劳倦怠。如果理解正确的话，是否可以使用补气药缓解这一症状呢？托补元气既可以补气，也可以加强表里气机的通行。从这个角度讲，补气药的合理使用对治疗是有帮助的。我们借助周平安教授的经验，给大家介绍黄芪这个药。在周老看来，黄芪有补益三焦而实卫气的作用，大家可以很快把卫气与外感联系在一起。黄芪更能通行上中下三焦，是补剂中的风药，周老也喜欢把黄芪和金银花等清热药一起使用。黄芪在湿热证候中也有应用，比如《金匮要略》黄汗篇中就有芪芍桂酒汤、桂枝加黄芪汤，用于治疗湿邪阻遏兼有气虚的证候，所以黄芪在湿热外感中的应用是值得临床大夫参考的。和黄芪相类似同样具有补益作用的药物是人参，喻嘉言言人参"少助元气，以为祛邪之主"。在治疗疫病的方子里面扶气逐邪药物应用是挺陌生的。除了人参、黄芪两个补气药外，山萸肉也值得大家特别关注。张锡纯在《医学衷中参西录》中说："盖萸肉之性……凡人身之阴阳气血将散者，皆能敛之，故救脱之药当以萸肉为第一。""山萸肉味酸性温，大能收敛元气。"可见山萸肉在重症当中应该能发挥非常重要的作用，所以对危重型者推荐药物当中，除了人参、黑顺片，开窍的苏合香和安宫牛黄丸，山萸肉也是在其中，而且用量建议大一些，可以起到收敛固脱的作用。在我们日常治疗外感病当中，使用补益药并不是很顺手。所以借着这次疫情，可以进一步加深我们对补益药在外感病中应用的理解。

———

九、思考

最后与大家分享一些思考。第一点就是中医处方与我们的临床疗效之间还有多长的距离。一些防治新冠的报道有固定组成的方剂，剂量也会很明确，我们原方照搬到临床能否取得理想中的效果呢？中医有一句话叫秘而不宣在分量，临床疗效往往体现在药物之间的剂量配比上。面对不同病机的患者，处方是否需要加减。中医治疗一大特色就是辨证论治，对病机的准确分析与对方剂深刻了解，二者有机结合才能取得良好效果。这就是我要讲这次课的原因。我认为对一个处方的每一味药物、剂量的深入理解可以帮助我们临床上更好地化裁。第二点就是化湿败毒方多靶点作用的问题。表面上看这个处方药味并不太多，但它治疗涉及面非常广。从病因上看涉及湿邪、热邪、毒邪，还有一些继发的病理因素，比如说痰、饮、燥屎内结等。从定位上看又涉及肺、脾、胃、膜原、大肠。从病机上我们可以总结为几方面，如湿热、毒邪稽留，气机闭阻并兼气虚等，所以它涉及的病机层面非常多。病机层面越多，临床应用起来越应该小心。最后提醒大家一点，治疫病的时候不要忘记截断疗法，因为疫病变化太快，它可以迅速恶化以至于不给我们机会救治，所以应该提前用药截断邪气深入，这也是治疗外感热病医生应该具备的能力。

以上就是我与大家的分享，还请大家多提宝贵意见，谢谢各位同伴的参与。

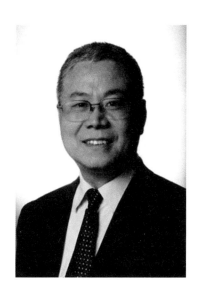

刘建平

中医药临床研究设计及选题思路

刘建平，医学博士，北京中医药大学循证中心主任、特聘教授、博士研究生导师，教育部长江学者，享受国务院特殊津贴。曾留学工作于英国、澳大利亚、丹麦、挪威。曾任国际补充医研究会（ISCMR）主席，世界卫生组织传统医学顾问，国务院学位委员会中西医结合科评议组长，教育部预防医学与公共卫生教育指导委员会委员等。担任国内外30余种期刊主编、副主编、编委。主持国家级科研项目10余项，主编出版教材及专著9部，发表学术论文530余篇，SCI收录184篇，SCOPUS收录290篇，被引用3749次。

首先感谢大会主席的邀请。

一、临床科研的范畴

[1]

临床科研的范畴包括：病因／危险因素；疾病分布；疾病的筛查及诊断；预防、治疗、康复措施疗效评价；预后；健康促进；医疗保健服务。

临床科研的范围实际上是比较广的[1]，尤其涉及感染性疾病和传染病。首先，在病因和危险因素方面，包括控制传染源，切断传播途径，保护易感者，以上是控制传染病最重要的预防原则。我硕士研究生和博士研究生期间都是攻读的传染病专业，所以在这方面我比较了解。临床科研涉及第一传染病的病因和危险因素，第二是疾病的分布状态，第三是预防、治疗、康复措施疗效评价，第四是预后，第五是健康促进，第六是医疗保健服务。

中医药面临的很多问题都是跟疗效评价相关，比如通络类中药复方治疗脑梗死能否改善神经功能，补肾疏肝安神法能够改善绝经综合征的症状，喜炎平注射液联合西医治疗能否降低重症小儿手足口病死亡的风险，针刺能够延缓血管性认知损害的进展，针刺治疗外周神经炎是否有效。

二、临床科研的思路与程序

临床研究最重要的是提出一个好问题，这需要我们在临床实践当中观察、思考和提问。要了解文献，现在的文献研究有没有为临床问题提供答案。从思路到选题大概经历三个阶段：一是把相关临床问题转化成科研问题；二是依托于既往的研究和前期的工作基础，建立科学假说；三是要撰写（制订）成完整的研究方案。

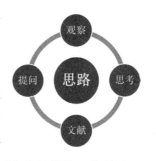

临床研究的程序分为六个方面：第一是提出研究问题（SR），第二是建立科学假说（既往研究），第三是撰写研究方案（文献综述，为选题创新性和立论依据建立基础），第四是实施研究（SOP、监察），第五是数据整理与统计分析（统计学），第六是撰写、交流与发表报告（国际范围）。

临床科研起点是提出临床问题。循证医学时代，最重要的问题是医疗干预措施的评价，包括预防、治疗、康复、疾病筛查。现在的科研资源越来越集中，给年轻人创造的机会比较少，需要年轻人根据目前所能获得的资源开展临床研究。最近大家提的比较多的就是"真实世界研究"，用目前已有的医疗资源做科研。科研的价值就体现在它最终要对临床的决策和政府的决策产生影响，比如说要进入指南、进入医保等。如何在有限的科研资源条件下选择优先性，研究结果如何影响临床决策或医疗决策。

医疗干预措施的疗效评价优先性确定要素，包括疾病死因前10位、疾病发病率高、患病率高、疾病负担重、疾病缺乏治疗措施或疗效有限和医疗费用极高的治疗措施，如恶性肿瘤、心脑血管疾病、病毒感染、自身免疫性疾病、皮肤病、妇科病等。

世界卫生组织（World Health Organization，WHO）与中国对死因的排序有所不同。WHO对死因排序前10个有4个跟感染病相关，下呼吸道感染、慢性阻塞性肺疾病、腹泻、艾滋病[1]，中国感染性疾病已经不是死因最重要的，但是有两个感染还是很重要，一是呼吸系统的疾病，二是传染病。我们国家是结核大国，结核病尤其是耐药结核仍然是耐药比较高的死亡原因[2]。

疗效评价研究选题的原则包括必要性、创新性、科学性（科学的方法）、可行性（利用资源开展科研）、

[1]

世界卫生组织死因前10位的疾病：冠心病（12.9%）；中风（11.4%）；下呼吸道感染（5.9%）；COPD（5.4%）；腹泻（3.5%）；AIDS（2.9%）；气管支气管癌肺癌（2.7%）；糖尿病；交通事故；早产。

[2]

我国死因前10位的疾病：恶性肿瘤（26.44%）；心脏病（21.98%）；脑血管病（20.63%）；呼吸系统疾病（11.80%）；损伤和中毒（6.05%）；内分泌、营养和代谢性疾病（3.10%）；消化系统疾病（2.30%）；神经系统疾病（1.11%）；传染病（含肺TB）1.09%；泌尿生殖系统疾病1.05%。

实用性（研究结果对未来的临床决策产生影响）。比如 2 型糖尿病，虽然现在有胰岛素、二甲双胍，但是仍然是不完备的。上海交通大学用小檗碱来治疗 2 型糖尿病[1]，它的疗效跟二甲双胍比较相似，在国际上发表了比较好的论文。现在有一些病西医治疗效果没有超过 50%。我们有一个经典方，痛泻要方治疗特别好，1998 年就在 JAMA 上发表了很好的临床研究文章[2]，很可惜不是我们做的，是外国人做的。用中药治疗甲型 H1N1 流感，这都是大家从事的很重要的研究工作[3]。

选题的基本程序为提出问题、文献查阅、形成假说、确定方案、形成课题标书。不同层级的临床研究，都应当有这样的程序。

——

三、常用的临床研究设计

常用的临床研究设计有随机对照试验、非随机对照试验、队列研究、病例对照研究、病例系列观察、个案研究、横断面调查。

随机对照试验针对特异疗效，可采用双盲随机对照试验。两种干预的效果比较，可采用实用型随机对照试验。总体疗效与安全性可采用队列研究或观察性

[1]

Yin J，Xing H，Ye J. Efficacy of berberine in patients with type 2 diabetes mellitus. Metabolism. 2008;57（5）:712-717. doi:10.1016/j.metabol.2008.01.013

[2]

Bensoussan A，Talley NJ，Hing M，Menzies R，Guo A，Ngu M. Treatment of irritable bowel syndrome with Chinese herbal medicine: a randomized controlled trial. JAMA. 1998;280（18）:1585-1589. doi:10.1001/jama.280.18.1585

[3]

Chen W，Lim CE，Kang HJ，Liu J. Chinese herbal medicines for the treatment of type A H1N1 influenza: a systematic review of randomized controlled trials. PLoS One. 2011;6（12）:e28093. doi:10.1371/journal.pone.0028093.

研究。与疾病自愈不同的疗效，可采用开放性随机临床试验。疗效初步评价，采用病例对照研究或病例系列观察。疾病或症状的分布采用横断面调查。

随机对照试验是一种将研究对象随机分配接受两种或多种医疗干预措施的研究，旨在获得无偏倚的治疗组供比较。启动随机对照试验需符合不确定性原则。随机对照试验是验证医疗干预措施的金标准。用于非药物疗法，比如练习太极拳能够改善帕金森患者病情[1]。我们忽略了很多中医的非药物疗法。

随机对照试验方面，目前国内已经发展多种随机对照试验，如单个病例随机对照试验、集团随机对照试验、技能性随机对照试验、分层随机试验等。

随机双盲安慰剂对照试验主要用于新药的疗效评价，用于评价"效力"，即干预措施的特异性疗效。实用型随机对照试验更贴近于临床，在常规治疗基础加上针灸、中药疗法等，同时评价卫生经济学的疗效指标。实用型随机对照试验，也能发比较好的文章。非随机对照试验，当患者不愿意被随机，或知情以后不同意参与，可以按照患者的意愿验证两种治疗措施之一，它介于干预性研究和观察性研究的过渡，所以是半干预性研究。

队列研究是不做干预，按照正常的意愿来做分组。比如流感，患者可以吃中药、中成药、汤药等，自然

[1]

Li F, Harmer P, Fitzgerald K, et al. Tai chi and postural stability in patients with Parkinson's disease, N Engl J Med. 2012；366（6）:511-519. doi:10.1056/NEJMoa1107911.

形成队列，以便研究人员观察。这不是人为地分组，而是按照正常的医疗程序，形成的不同队列，目前这种观察性研究也是比较被推崇的，对患者影响比较小，完全按照自己的选择，确定什么样的治疗措施。

队列研究是将某一特定人群按是否暴露于某可疑因素或暴露程度分为不同的亚组，追踪观察两组或多组成员结局（如疾病）发生的情况，比较各组之间结局发生率的差异，从而判定这些因素与该结局之间有无因果关联及关联程度的一种观察性研究方法。中医药队列研究的适用范围为患者存在强烈的主观选择，拒绝参与随机对照试验的对象，有违伦理的情况，如具备手术指征、母乳喂养等问题。被随机对照试验排除在外的患者，如孕妇、儿童、老人、有并发症的患者，详见文章[1]。

病例对照研究定义是根据结局选择"病例"，与未发结局的对照组进行周密的配对，回顾性查验暴露的情况。相对来说这比较容易做，因为我们手头都有患者，这些可以通过匹配，回顾性的看为什么。台湾根据医保的信息，做了病例对照研究[2]，对宫颈糜烂的患者，用中药干预的和不用中药干预的，其发生宫颈癌的概率是不一样的，用中药干预可以预防宫颈癌发生。

病例系列研究具有价值的是"全或无病例系列"。

[1]

刘建平.队列研究的设计、实施及方法学问题[J].中西医结合学报，2008（04）:331-336.

[2]

Shen LL, Muo CH, Su SY, Morisky DE. Use of Chinese Medicine Reduces the Development of Cervical Cancer from Pap Smear-Diagnosed Cervical Dysplasia: A Case-Control Study. Evid Based Complement Alternat Med. 2017; 2017: 4082630.dci: 10.1155/2017/4082630

[1]

Cao H, Hu H, Colagiuri B, Liu J. Medicinal cupping therapy in 30 patients with fibromyalgia: a case series observation. Forsch Komplementmed. 2011;18（3）:122-126. doi:10.1159/000329329

[2]

Chen H, Yuan H, Gao R, et al. Clinical and epidemiological characteristics of a fatal case of avian influenza A H10N8 virus infection: a descriptive study. Lancet. 2014;383（9918）: 714-721. doi:10.1016/S0140-6736（14）60111-2

[3]

个案报告的国际报告规范——CARE，http://www.equator-network.org/

单个病例报告，适用情况包括报告临床典型病例的治疗、疗效、潜在风险和不良反应，描述新发疾病或者罕见病。其优点是可用于观察不适于临床试验研究的病人，观察特殊疾病。缺点是外推性不是那么好，严重的发表偏移，高估观察结果。也可以发表非常好的文章，包括 SCI 论文，一点问题都没有，中医药有很多特殊疗法西方国家不知道，比如拔罐，西方人非常感兴趣[1]。有文章报道了一例甲型 H10N8 感染引起的死亡[2]。我们不要忽略个案报道。个案报道发表有一个国际报告的规范（CARE），即单独报告个案的国际标准[3]，总共有 14 个条目。我们如今在中文期刊发表的个案太简单了，不能全面反映个案情况。我们要有古代的医案思路，遵从国际报告规范，也可以在国际上发表很好的论文。

CARE Checklist - 2016: Information to consider when writing a ca...

Topic	Item	Checklist item description
Title	1	The words "case report" should be in the title along with the area of focus
Key Words	2	Four to seven key words—including "case report" as a key word
Abstract	3a	Background: What does this case report add to the medical literature
	3b	Case summary (1 paragraph): chief complaint, diagnoses, interventions, and outco...
	3c	Conclusion: What are the main "take-away" lessons from this case?
Introduction	4	How does this case informs healthcare delivery—with references (1-2 paragra...
Timeline	5	Relevant information from this case report organized into a timeline (table or f...
Patient Information	6a	De-identified demographic and other patient specific information
	6b	Chief complaint (what prompted this patient visit)
	6c	Relevant medical and psychosocial history (including interventions and outcor...
Physical Exam	7	Relevant physical examination findings
Diagnostic Assessment	8a	Diagnostic evaluations (such as laboratory testing, imaging, surveys)
	8b	Diagnoses (consider tables/figures linking assessment with diagnoses and int...
	8c	Diagnostic reasoning including other diagnoses considered and diagnostic ch...
	8d	Prognostic characteristics (such as staging in oncology) where applicable
Interventions	9a	Types of intervention (such as pharmacologic, surgical, preventive, self-care)
	9b	Intervention administration (such as dosage, strength, duration)
	9c	Changes in intervention (with rationale)
	9d	Other concurrent interventions
Follow-up and Outcomes	10a	Clinician and patient-assessed outcomes (when appropriate)
	10b	Important follow-up diagnostic evaluations
	10c	Assessment of intervention adherence and tolerability
	10d	Adverse and unanticipated events
Discussion	11a	Strengths and limitations in your approach to this case—with references
	11b	Conclusions and rationale (including possible causes for outcomes)

横断面调查是对某一时间点或某一较短时间内的现状或正在发生的事件的研究，适用于了解现状和描述分布，了解相关影响因素。这种研究也很重要。优点是能够研究潜在的大样本具有代表性的人群，容易实施，花费少，能够描述人口分布特征。缺点是能看到相关，不能推断因果。用这种方法可以获得重要的信息。比如说我们跟辽宁中医药大学的老师合作，他们之前计划观察用中西医结合的方法治疗儿童肺炎情况，我当时给她建议，既然大家都在治疗儿童肺炎，到底用什么样的方法治疗，做一个横断面调查，选了8个城市，11家医院，每家医院提供100份病例，很容易就发表了SCI论文，找到几个很重要的信息。就是中医院治疗肺炎使用抗生素比较少，而且代数比较低，都是比较老的抗生素[1]。如果从抗生素耐药的角度来说，这个研究非常有意义，值得我们探索。用中药可以减少抗生素的使用和耐药，对多重耐药菌感染，加上了中药以后，疗效可以进一步提高。类似于这样的研究，首先要从横断面的基础上进行探讨。方法学指南[2]，已在人民卫生出版社出版，中国中西医结合杂志也全文发表，大家可以参考。

由于时间关系，今天就讲这么多，谢谢大家。

［1］

Wang XF, Liu JP, Shen KL, et al. A cross-sectional study of the clinical characteristics of hospitalized children with community-acquired pneumonia in eight eastern cities in China. BMC Complement Altern Med. 2013;13:367. Published 2013 Dec 23. doi:10.1186/1472-6882-13-367

［2］

中医药与中西医结合临床研究方法指南［J］. 中国中西医结合杂志，2015, 35（08）:901-932.